JN143699

がんと折り合いをつけて生きる

熊坂義裕

高橋都
村上晶彦
熊坂伸子

岩手日報社

はじめに

熊坂義裕

２０２４年3月末をもって46年に及んだ医師人生にピリオドを打ちました。２０２３年11月に、リンパ節に転移を有するステージ（病期）Ⅳの前立腺がんであることが判明したため、今後、自分に起こるであろうさまざまなことを考えた上で出した結論でした。

勤務していた宮古市の医院（大久保・熊坂内科医院）での診察を大久保仁院長（元岩手県立宮古病院糖尿病内科科長）に肩代わりしていただいたとはいえ、家族（妻と３人の子ども）、３人のきょうだい（兄・妹・弟）並びに親しい医師の友人以外に知らせることはせずに、２０２４年4月に診察から退いたことは、忸怩《じくじ》たる思いでした。私の診察を望んで外来通院をされていた患者さんには誠に申しわけなく、なぜ休診なの？　いつ戻るのか？　との問い合わせをたくさん頂いたと職員から聞きました。院長以外には職員にも理由を話していなかったので、返答に困らせてしまいました。心苦しい限りです。

現在、日本人のがん生涯罹患率（一生のうちがんに罹患《りかん》する確率）は、国立がん研究センターの統計によると、男性が65・5％、女性で約51・2％です。一方、同じく国立がん研究センターが２０１１年に全国のがん拠点病院などで、がんと診断された36万人余りのデータを分析した結果、10年後の生存率は、全体で53・5％だったと２０２４年1月に発表しました。このことは、自分のがんだけでなく家族はもちろん、ほとんどの人が何らかの形でがんの影響を受けていることを意味します。

恥ずかしながら自分ががんに罹患するまで、「本人のみならず家族や周囲の人たちも、がんサバイバーになる」[*1]という事実に思い至ることはありませんでした。診察を卒業したのでもう叶いませんが、がんに罹患した患者さんはもとより、ご家族にももう少し寄り添った診療をすべきだったと反省することしきりの今日この頃です。

一方で、がんの種類やステージなどによっては、今の進んだ医学をもってしても高率に死につながる病気であるという事実にはいささかも変わりはありません。現に日本の死因の第1位は、１９８１年以降はずっと悪性新生物（がん）であり4人に1人が亡くなっています。「がんは死病」であるという固定観念がいまだに根強く残っているのも頷けます。しかしこの固定観念こそが、がんサバイバーが生きづらい社会にしている大きな要因のような気がします。なお現在の日本のがんの罹患率、死亡率については後述します。

ところで、がんという病気は、「過ぎ来《こ》し方を懐かしく想い返したり、何気ない日常を、かけがえのない日常として目覚めさせてくれたり、今日も生きていることに感謝したくなる」病気のようです。また脳血管疾患や心臓疾患などのように突然死や意識障害を生じることがある病気と違い、進行の早い遅いはありますが、ほとんどのがん患者さんは死の直前まで意識がはっきりしており、人生を考える時間が与えられ自分の死を予期することができます。自身の臨床経験からも意識混濁状態に陥ってからの亡くなるまでの時間が短い方が大半でした。

私は、これまでたくさんのがんを診断（勤務医としてはもちろん、35歳で開業してからも年間40人ほど、多い年は50人を上回ることもありました）し、多くの患者さんを看取ってきました。がんで亡くなった患者さん、家族の悲しみや無念は、今も忘れることができません。

この度、自身ががんになったのだから「がんサバイバーへのエール（自分に対しても）の意味を込めて一冊の本にしてみてはどうか」と勧めてくださる方があり、本書を上梓《じょうし》させていただく運びになりました。

前半はこれまでの人生を振り返り、がんにまつわる私の思い体験をつづりました。

後半は二人の先生と、私のがん罹患で「がんサバイバー」となった妻と私との鼎談《ていだん》です。

鼎談の一つ目は、現代のがん医療やがんを取り巻く社会状況、がん患者そして家族が抱える悩み等をテーマに、国立がん研究センターがんサバイバーシップ*2支援部長を務められ、がんサバイバーシップ学のわが国の権威であるNPO法人日本がんサバイバーシップネットワーク代表理事・高橋都医師との鼎談です。「がんと折り合いをつけて生きる」にはどうすればよいのかを、豊富なご経験から語っていただきました。

二つ目は、公益財団法人岩手県対がん協会専務理事として岩手県のがん医療をけん引してきた村上晶彦医師との鼎談です。一人でも多くの人にがん検診を受けていただき、早期に見つけて治療に結びつけたいという思いが痛いほど伝わりました。

高橋都先生は、夫を胆管がんで亡くされています。ちなみに高橋先生は妻と同じ宮古市のご出身であり、宮古市で耳鼻咽喉科と内科を開業されていたご両親には同じ宮古医師会会員として大変お世話になりました。

村上晶彦先生は、元岩手県立宮古病院院長、元岩手県立中央病院副院長であり、消化器内科専門医として、多くのがん患者さんの診療経験を有し、また多くの後輩医師を育ててきました。ちなみに村上先生とは、30代にそれぞれ岩手県立宮古病院の第一内科科長、第二内科科長として共に切磋琢磨《せっさたくま》しながら仕事をした仲です。

私たち夫婦がそうであったように、がんに罹患した多くの患者とご家族にとって高橋先生、村上先生のお話は実に示唆に富む内容だと思います。

本書のタイトルを何にしようか迷いましたが、執筆を進め、そして先生方のお話を聴くうちに、「がんと折り合いをつけて生きる」がよいのではないかと思うようになりました。

なお本書の上梓にあたりましては、株式会社岩手日報社の代表取締役社長川村公司さまはじめ社員の皆さまには大変ご指導を頂きました。総合メディア局コンテンツ事業部の高橋宏和さまには編集担当としてご尽力いただきました。この場をお借りして心より御礼申し上げます。

医師としての人生を何とか終えることができましたのは、これまでお世話になった多くの皆さまのおかげであり感謝の気持ちでいっぱいです。本書に登場した方々はもちろん、名前の出てこなかった方々にもこの紙面をお借りして厚くお礼を申し上げます。

最後にこの本を手に取ってくださった方々、特にもがんサバイバーの皆さんに本書が少しでもお役に立てれば望外の喜びです。

２０２４年10月

＊1　がんサバイバー…がんサバイバーというと、がんの告知を受けて治療する人、がんの治療中の人、がんの治療が終了した人のように思われがちですが、全米がんサバイバーシップ連合の定義によれば、家族、友人、介護者もがんサバイバーシップの経験によって影響を受けるため、がんサバイバーに含まれるとされています。

＊2　がんサバイバーシップ…がん罹患者は、治療を終えた後でも再発への恐怖、長期的合併症、病気への偏見、周囲との人間関係、恋愛・結婚・性生活、出産・育児、就学・就労、経済的問題、人生の意味に関する実存的問題など、多くの課題を抱えて生活をしています。このような課題に対し、がん罹患者本人だけでなく、周囲の人々や社会全体が協力して乗り越えていくという概念のことを「がんサバイバーシップ」といいます。（『がんサバイバーシップ学－がんにかかわるすべての人へ－』（高橋都ら監訳　メディカル・サイエンス・インターナショナル　２０２２）より

本書の著者

熊坂義裕 Kumasaka Yoshihiro

医師・医学博士

一般社団法人社会的包摂サポートセンター代表理事

高橋都 Takahashi Miyako

医師・博士（保健学）

NPO法人日本がんサバイバーシップネットワーク代表理事

村上晶彦 Murakami Akihiko

医師・医学博士

公益財団法人岩手県対がん協会専務理事

熊坂伸子 Kumasaka Nobuko

博士（経営学）

ブックカフェ「ことの葉」店主

目次

※本書内の肩書きや所属等は２０２４年９月時点のものです。

「がんに罹る」ということ

熊坂義裕

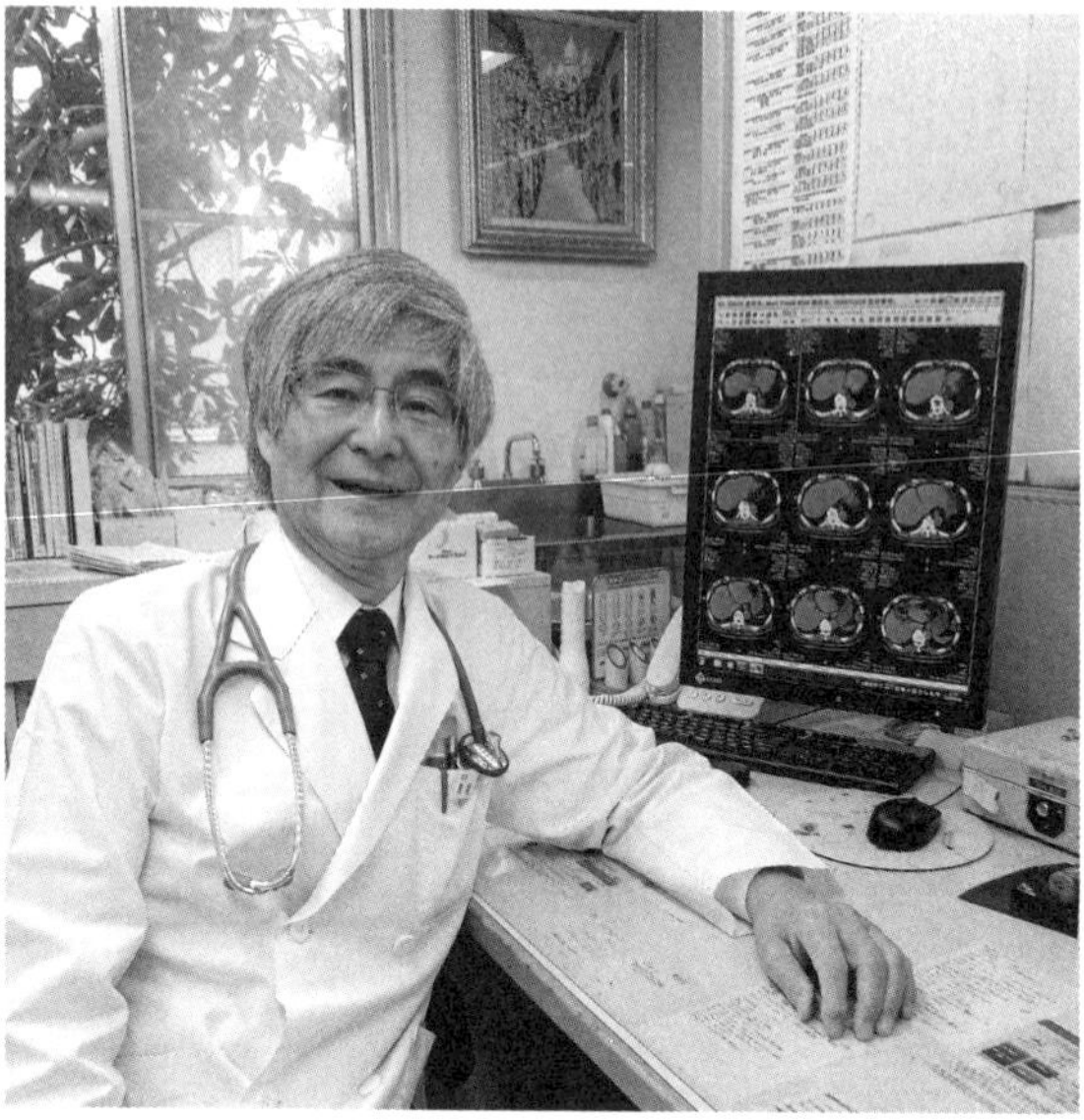

2024年3月27日をもって「医師・熊坂義裕」に終止符を打つ＝岩手県宮古市の大久保・熊坂内科医院

私自身のがんについて

２０２３年10月27日、スマホを持つ手が滑り、右手の爪で右眼の角膜を傷つけてしまいました。その後痛みや視力低下、かすみ、涙などの症状が強かったため、11月４日に弘前大学医学部の同期であり青森県八戸市で眼科を開業している黒滝淳二先生を受診し、角膜潰瘍《かいよう》の診断を受けました。実は黒滝先生には今から40年以上前、秋田県の大館市立総合病院で一緒に勤務していた時にも、私が仕事の疲れから居眠りをしてうっかり鉛筆の芯で角膜を傷つけてしまい、角膜潰瘍の治療をしてもらったことがありました。幸い角膜潰瘍は、ステロイド点眼薬と抗生剤点眼薬を処方してもらい１カ月ほどで改善しました。

ただ受診時の眼底検査にて、増殖前糖尿病網膜症を指摘され蛍光眼底撮影検査（蛍光色素を含んだ造影剤を静脈から注射し眼底カメラで撮影する検査）をするので腎機能を調べるようにとの指示がありました。（ちなみに糖尿病網膜症は、糖尿病腎症・神経症・

網膜症の三大糖尿病合併症の一つであり、病状の進行度によって単純性、増殖前、増殖網膜症に分類されます）

実は私には20数年来の糖尿病がありますが、日本糖尿病学会専門医にも関わらず合併症の検査もせずに適当にやっておりました。この際、全部調べましょうとの黒滝先生の指示に従うことにしました。医師なら簡単に自分で調べることができるのでは、と疑問に感じる方もいらっしゃるかと思いますが、自分の勤務先の医療機関では、職員等の手前もあってなかなか検査に踏み切れない（病気を知られたくない？）医師が多いように思います。自分の勤務する医療機関では、絶対に調べないという医師を何人も知っています。これも医者の不養生の原因の一つですね。

余談ですが、黒滝先生は有名な登山家であり、ヒマラヤ山脈にある標高７１４０メートルのヒムルンヒマール（現在の名前はネムジュン）に世界で初めて登頂した弘前大学山岳部とネパールの合同登山隊の隊長です。学生時代の生理学実習で彼の肺活量が６６００ccもあり驚いたことを思い出します。

11月8日に、青森市で内科医院を開業する平井裕一先生（弘前大学医局で同じ研究グループ、4期後輩）を受診しました。平井先生は、日本内科学会総合内科専門医、日本糖尿病学会専門医、日本感染症学会専門医等の資格を有する優秀な内科医であり私が全幅の信頼を寄せている先生です。問診を受ける中で、「糖尿病のためだと思うが夜中にトイレに1、2回起きる」と話したところ、念のため前立腺の腫瘍マーカー（腫瘍マーカーについては後述）であるＰＳＡ（前立腺特異抗原、基準値は4・00 ng／mℓ以下）も検査しておきましょうということになりました。ＰＳＡは前立腺がんを早期に発見するための最も有用な検査です。値が高ければ高いほどがんが強く疑われます。この検査が、私のその後の運命を左右することになるとは夢にも思いませんでした。

翌9日の朝に平井先生からＰＳＡ値が異常に高いとの連絡を受けました。まさに青天の霹靂《へきれき》でした。前立腺がんもたくさん診てきましたのでこの時点で前立腺の進行がんであることを確信しました。前立腺がんは、高率に骨に転移するのが特徴ですので、持病の腰痛（何十年来です）は、もしかしたら骨転移かもしれないとの不安が過りました。

同日に、東京都三鷹市にある東京国際大堀病院院長の大堀理《まこと》先生（前東京医科大学泌尿器科教授・同大ロボット手術センター長）に連絡を入れたところ、翌10日に診察をしていただけることになりました。前立腺がん医療の日本の第一人者である大堀先生は、岩手医科大学のご出身であり、ご尊父の岩手医科大学理事長並びに学長を歴任された大堀勉先生（故人、元同大学泌尿器科教授）には同じ福島県出身ということで大変かわいがっていただいたご縁があります。理先生のご活躍をお父さまから伺っていたこともあって迷わず診察をお願いした次第です。

10日に受診し、触診・超音波検査・ＣＴにて前立腺がん並びに骨盤内リンパ節に転移を認めるステージⅣの前立腺がんとの診断を受けました。幸いＣＴにては、肝臓、肺などの臓器には明らかな転移は無いとのことでした。

現在、前立腺がんは、わが国の男性の部位別がん罹患数の第1位となっており、近年急増しています。ちなみにアメリカでは40年以上前からずっと男性では一番多いがんとなっており、死亡数でも肺がんに次いで第2位（２０２３年）となっています。日本でも罹患数の増加に伴い、近い将来、男性のがん死亡数で肺がんに次いで第2位になると推測されています。

日本で増加している背景には、高齢者が増えたこと、食生活が変化して動物性脂肪の摂取量が増加したこと、ＰＳＡ検査などの普及によって今まで見つからなかったがんを早期に診断することができるようになったこと、などがあると言われています。現在の日本のがん死亡者数・罹患者数については35ページをご参照ください。

同日よりステージからみた標準治療である内分泌（ホルモン）療法（性腺刺激ホルモン放出ホルモンアンタゴニストと抗男性ホルモン剤の併用）が開始となりました。病期については38ページを、標準治療については49ページをご参照ください。

前立腺がんの内分泌療法は、１９４１年にカナダ出身の外科医チャールズ・ハギンズが去勢により前立腺がんが縮小することを発見したことに端を発します。この業績で、ハギンズは１９６６年にノーベル生理学・医学賞を受賞しました。化学物質でがんが制御できることを示す初めての成果でした。50年前に泌尿器科の授業で習ったこの成果が、自分に応用されていることを思うと医学の進歩のありがたさを感じます。

ただし内分泌療法は効果が期待できる治療法ですが、半面、時間がたつと男性ホルモンが抑えられているにも関わらず高い確率でがんが進行してしまいます（再燃といいます）。このような状態の前立腺がんを去勢抵抗性前立腺がんと言います。内分泌療法が効きにくいがん細胞が生き残り、増殖することで去勢抵抗性前立腺がんになると考えられています。ですから内分泌療法だけの場合は、常にがん再燃の不安におびえながらの生活になってしまいます。

14日には武蔵野赤十字病院放射線科に紹介されて骨転移の有無の確認のために骨シンチグラフィー検査を受けました。この時の放射線科の受付番号が49番でした。今まで診察券の番号など気にしたことはありませんでしたが、弱気になっていたこともあり妙に滅入《めい》ってしまいました。

20日に、大堀先生から骨シンチグラフィーの放射線科専門医の読影結果では、明らかな骨への転移は確認されなかったとのメールをいただきました。この日は、沖縄県宮古島市役所で副市長さんはじめ約百人の職員等を対象に「東日本大震災から12年がたって思っていること—元岩手県宮古市長として、医師として、大学教員として、よりそいホットラインの運営責任者として—」と題した講演を頼まれていた日でした。ちなみに1771年の明和の大津波で宮古諸島全域での死亡者数が2548人（八重山諸島を含めた先島《さきしま》諸島全体では1万1861人）と甚大な被害があったことをこの日初めて知りました。

余談ですが、宮古島市は、２００５年に、平良《ひらら》市、伊良部《いらぶ》町、下地《しもじ》町、城辺《ぐすくべ》町、上野《うえの》村《そん》の5市町村が合併して誕生した市です。当初は、合併協議会で新市の名称を「宮古市」と正式に決めてしまったのでした。当時岩手県宮古市長だった私にとっては、寝耳に水の話であり「混乱を招くので再考してほしい」と協議会の会長である伊志嶺亮平良市長（故人、元沖縄県立宮古病院院長・外科医）に申し入れを行い、住民アンケートを実施して宮古島市に変えていただいた経緯がありました。言わば、私が「宮古島市の名付け親」というわけで、職員の皆さんには大変親近感を持っていただきました。

大堀先生からメールをいただいた時は、講演終了後で、宮古島市の開業医で宮古地区医師会会長の竹井太先生に案内され、私の講演を聴きに来ていた石垣市で小児科を開業する甥（実兄の子）と、妻と4人で東シナ海に沈む夕陽を、慌ただしかったこの2週間の日々を想いながら感慨深く眺めていました。妻にメールを見せ、二人でホッとした瞬間でした。講演に妻を同行することはこれまでには無かったのですが、弱気になっていたこともあり一緒に旅行できるうちにと考えたのでした。

28日に、大堀先生を受診した際、「一般的にリンパ節に転移があるなど病期が進んでいる場合は手術の適応はほとんどありませんが、内分泌療法の感受性が良くPSAがかなり下がってきているので、今後の状況をもう少しみてからになりますが、手術に持っていけるかもしれません」と言われました。治癒は難しくても転移が少ない場合（オリゴ転移と言います。オリゴはギリシャ語で少ないの意味です）には、前立腺全摘やリンパ節の郭清《かくせい》（取り除くこと）によって再燃までの期間を延ばせるケースの報告が出てきていること、内分泌治療や放射線治療をしても前立腺がそのままだと排尿の問題が起きてくる可能性があることなどの説明を受けました。もちろん、手術を受けるかどうかは患者側が選択することですが、手術に一縷《いちる》の望みを抱きました。

仮に手術をお願いする場合、大堀先生から、私が糖尿病の専門医であることを見越して「早急に糖尿病のコントロールを良くしてください」と言われてしまいました。平井先生の適切な指導もあり2024年3月には、HbA1c（赤血球中のヘモグロビン色素のうちどれくらいの割合が糖と結合しているかを示し、過去1～2カ月の血糖値の平均を反映する検査。正常値は5.6％未満）を9％以上から6.2％まで下げたことでなんとか面目を保つことができました。医者の不養生を地で行くとんでもない糖尿病専門医で自分でもあきれてしまいます。

なお外科系の先生方が、糖尿病患者の術前の血糖コントロールに強くこだわるのには当然の理由があります。このことについては、私の博士論文の研究内容と大いに関係がありますので手前味噌ながら56ページをご参照ください。

その後も定期的に通院治療を受ける中でＰＳＡ値は順調に下がり、24年4月15日の午後に入院し、翌16日に、大堀先生の執刀でロボット手術（全身麻酔下で前立腺全摘術並びにリンパ節郭清）をしていただきました。ロボット手術については52ジペーをご参照ください。

ところで毎日、血糖値の自己測定をしていますが、入院当日の昼食前の血糖値は何と１４９mg／dlでした。この値では不吉な予感がして入院できないと思い、食後にもう一度測りました。今度は２１１mg／dlでした。前述の診療券番号の話とも重なりますが、ちょっとしたことも気になり我ながら情けなくなりました。

全身麻酔は初めての経験でしたが、気付いたら病室に居ました。12時半に手術室に入り、17時半に病室に戻ったとのことでした。病室で妻から声を掛けられ「あれ、手術は終わったの」と。全身麻酔ですから当然ですが、「今から麻酔をかけますよ」と優しく女性の麻酔専門医に言われた言葉以外は、まったく記憶が無くて驚きました。

この日から、内分泌療法は中止になりました。一般に内分泌療法は、ほてり・発汗、貧血、女性化乳房、肝機能障害、骨粗しょう症などさまざまな副作用が見られ、長期になればなるほど高率に起こってきます。私の場合は、貧血が強く出現し、赤血球数が484万／μlから309万／μl（正常値は436～570万／μl）まで低下しました。血色素（ヘモグロビン）量も15・2g／dℓから10・9g／dℓ（正常値は13・5～17・5g／dℓ）まで低下し、疲労感や動作時の息切れが続いていましたので、今後、内分泌療法の再開もあるかもしれませんが、ひとまずホッとしました。

点滴や心電図・血圧測定のためのパッチ、尿道カテーテル、腹部のドレーン（体腔内に溜まった水分、血液、膿瘍《のうよう》などを体外に排出するための管）等の装着は結構大変でしたが、4月22日の尿道カテーテルを最後にこれらはすべて外れました。何にもつながっていないで自由に歩けるのが、とてもうれしかったです。このような感慨は、自分が体験してみないと分からないことでした。看護師さんたちの仕事の大変さ、ありがたさも身に染みて感じました。

術後経過は順調で、24日に退院しました。「今後は、定期的にＰＳＡ値等を見ながらその都度対応していきましょう」ということになりました。覚悟をしていた術後の尿漏れもほとんど無く、大堀先生のゴッドハンドに深く感謝した次第です。

５月14日には、摘出検体の病理専門医の診断結果の説明を受けました。病期を表わすＴＮＭ臨床分類（詳しくは42ページをご参照ください）はＴ３ｂ・Ｎ１ということになりました。Ｔとは、前立腺の中のがんそのものの進展度でＴ０からＴ４までの５段階に分けられ、さらに細かくａ、ｂ、ｃに分類されます。私の場合は精嚢《せいのう》に浸潤していました。Ｎとは、所属リンパ節への転移の有無です。前立腺がんの場合、所属リンパ節とは、内腸骨リンパ節、外腸骨リンパ節、閉鎖リンパ節を指します。私の場合、閉鎖リンパ節に転移を認めました。Ｍは遠隔転移の有無のことです。私の場合は、今のところは無いとされています。

前立腺がんの場合は、組織の一部を針生検で採取し、どのような割合でどの程度のがん細胞が存在するのかを判定するグリソンスコアという指標があります。悪性度の高いものから低いものまで5つのパターンに分け、最も多いがん細胞のパターンと2番目に多いがん細胞のパターンを足して点数化したものです。以前は1、2点もつけていましたが、現在は3点以上で、最低が3＋3、最悪が5＋5となります。グリソンスコアは、治療方針を決めるために重要な指標ですが、各治療後の再発や転移を予測するのにも有用だとされています。3＋3の場合、再発する可能性は低いですが、4＋5、5＋4、5＋5など5が入ると再発率は高くなります。私の場合は、摘出手術標本で、4＋3＝7でしたが、6カ月続けた内分泌療法の直後ですのであくまで参考程度に考えてくださいとのことでした。

8月のPSA値も検出下限値近くまで下がり、貧血も少しずつですが改善してきました。しかしながら今後も予断を許さない状況であることには少しも変わりありませんので、再燃（再発）しないことを祈るのみです。

前立腺全摘術後の再発には、二つの定義があります。一つは、生化学的再発（PSA再発）と言ってPSA値の上昇のみが確認されるもの。もう一つは、臨床的再発と言っ

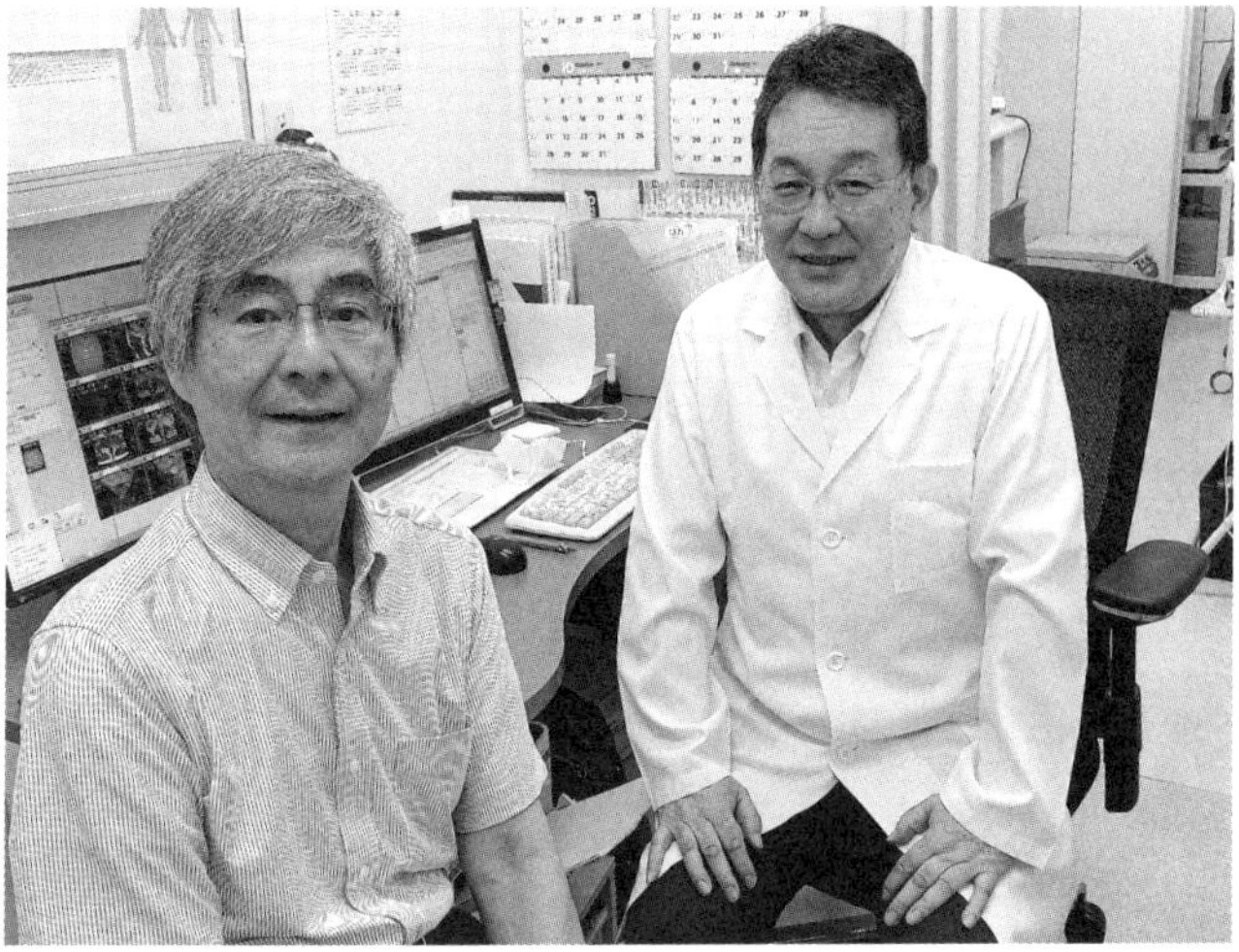
大堀理先生と＝2024年8月27日、東京八重洲クリニックにて

て画像診断や組織学的検査で再発部位を同定できるものです。PSA再発とは、術後の経過観察中に2回の検査で連続して、PSA値が0.2 ng／mℓ以上になった場合を言います。PSAをつくる前立腺が無くなったわけですから、術後に上昇すれば、それはほぼ全てが、がんによるものと考えられるからです。

なお放射線療法による治療のみの場合は、前立腺が残っていますので、PSA最低値から2.0 ng／mℓ以上の上昇があった場合にPSA

再発とされます。

前立腺全摘術後の再発の場合には、病状や本人の希望により、放射線療法、内分泌療法、抗がん剤あるいは経過観察（積極的治療は行わない）などが選択されることになります。

以上が自身のがんの経過です。今後起こることは、あるがままにすべて受け入れ「がんと折り合いをつけて生きていく」心の準備はだいぶできました。なお、妻にこの間の心情を手記「夫ががんに罹患して」としてつづってもらいましたので次章をご覧ください。

ここで読者の皆さんの素朴な疑問「なぜ今まで一度もPSAの検査をしなかったのか」に答えなければなりませんが、医者の不養生、おごりとしか言いようがありません。ましてや宮古市長の時に、医師市長として他の自治体に先駆けて、市民検診の項目にPSAとHbA1cの検査を予算化し、皆さんに積極的に検診を勧めていたのですから、何をか言わんやですね。

《手記》夫ががんに罹患して――熊坂伸子

２０２３年11月に、夫が前立腺がんのステージⅣだと判った日から今日まで、私の心はまるでジェットコースターに乗っているかのようだ。上がったり下がったり回転したり、落ちそうになったり。

医学の素人だけれど、私なりに予兆のようなものを感じてはいた。夫の病気が判明するちょうどひと月ほど前のことだ。夫が何十年ぶりかで山に登ろうと言い出した。23年4月から医院を継承したことにより仕事は週に1回だけとなり時間に余裕ができたこと、年を重ねるにつれ故郷福島の山が恋しくなったことなど、理由はさまざま考えられるが、普段から夫の運動不足を気にしていた私は喜んでお供をした。

実際に登ってみると平坦《へいたん》な登山道であってもすぐに夫は息が切れ、歩みも遅く、先を行く私との距離がみるみる広がってしまう。少し歩いては止まって夫を待つという、なんともゆったりした山登りとなった。そして、夫が若い頃よく登ったという大好きな安達太良山に行った時のことだ。歩き出してすぐに夫の顔色が悪くなり、脂汗を流して、見るからに体調が悪そうだった。戻りましょうと言うと、休みながら行けば大丈夫と言い張る。そう言いながらも、ついに登山道の脇に大の字に横たわってしまった。これは尋常ではない、ただの疲れや運動不足ではない。医学的知識を持たない私にはいつもと違う夫の姿がただ恐ろしく、不安と心細さで泣きたくなってしまった。5分もするとケロリとした顔で立ち上がり、もう大丈夫と言う夫を説得し、その日はそのまま戻った。今でも夫は、あれは病気とは関係ないと言うが、これまで見たことのない弱くて頼りない夫の姿が、それ以降の夫を暗示していたように思うのだ。

2024年の3月に、私は姉と一緒に四国のお遍路の旅に出かけた。前年の夏から計画していたもので、宗教心はないが歩くのが大好きな私は、毎日1万歩以上歩けることを楽しみにして姉に付き合うつもりだった。閏《うるう》年の逆打ち（順打ちとは逆に反時計回りに巡拝すること）のお遍路は通常の3倍のご利益があるとかで、人気のツアーの様だった。夫の病気を知って、10日間以上も家を空ける事がためらわれたが、私が家に居たからといって出来ることは何もない。姉と二人でやっているブックカフェは3月末から夫の入院が予定されている4月いっぱい、休む予定だった。今思えば、この頃から手術の行われる4月中旬までが、最もジェットコースターが下降していた時期だったように思う。無宗教のはずの私は、88カ寺それぞれの本堂と大師堂で心を込めて「夫の手術が無事うまくいきますように」と祈り、真剣に読経したのだった。文字通り祈ることしかできなかった。

手術の前、1週間程は不安に押しつぶされそうな毎日だったが、一番つらい本人を差し置いて取り乱すわけにもいかず、落ち着かない心を持て余していた。手術の日は、家族が手術室前で待つというような状況はなく、「夕方5時ごろに終わりますから、術後の説明を聞きたければその頃に来てください」と言われて、1時間くらい前から外来待合室で待っていた。予定の時刻を30分ほど過ぎて、執刀医の大堀理院長先生が手術衣のまま、白布をかけたお盆を持って外来にいらっしゃった。泌尿器科の診察室がふさがっていたので婦人科の検査室の奥に通されて説明を受けた。白布の下には夫の体から切除した前立腺と、瓶に入った6個のリンパ節があった。前立腺がんの病巣を指しながら、外部まで浸潤していること、6個のリンパ節の一つには肉眼でも転移が見られるとの説明を受けた。「思い通りの手術ができました。尿漏れはほとんどないでしょう」とおっしゃる先生の顔が輝いて見え、私は思わず緊張が緩んだ顔をしたのだった。先生は穏やかに、けれどもしっかりとした声で「でも、楽観しないでください」とおっしゃった。ステージⅣとはそういうことなのだ。

「がんに効く食事」「がんが消える生活」等さまざまな情報があふれて、情報の海におぼれそうになるが、私にできることは限られている。楽観せず、悲観しすぎもせずに、夫と夫のがんに寄り添って過ごしていけたらとひたすら願っている。

わが国のがん死亡数・罹患数

最初に質問です。ひらがなの「がん」、漢字の「癌」の違いはなんでしょう。

簡単に言うと「がん」は、悪性腫瘍全体を指し、「癌」は、上皮細胞から発生する悪性腫瘍のことをいいます。ちなみに上皮細胞とは、外界と接している細胞のことです。例えば、肺癌は気管で、胃癌や大腸癌は消化管で、乳癌は乳管で、膀胱（ぼうこう）癌や前立腺癌は尿道で外界とつながっていますね。漢字の「癌」は、「がん」のおよそ9割を占めます。しかし、そのように定義されてはいますが、特に区別しないで使うことも多くなっています。

漢字の「癌」という字は、古代中国に由来すると考えられていますが、一方で日本が最初という説もあります。岩山あるいは岩のように硬いことを表わす「嵒」に、ヤマイダレを付けたのが癌というわけです。なお江戸時代の医師華岡青洲らの書いた書物には、岩、巌、嵒、癌とさまざまな字が使用されていました。

さて、国立がん研究センターがん対策情報センターによれば、わが国のがん死亡数の2021年の推計値は、約37万8600人（男性21万8900人、女性15万9700人）です。部位別の死亡数は、男性では、肺が最も多くがん死亡全体の24％を占め、次いで、大腸（13％）、胃（12％）、膵臓《すいぞう》（8％）、肝臓（7％）の順であり、女性では、大腸が最も多く（16％）、次いで、肺（14％）、膵臓（12％）、乳房（10％）、胃（9％）の順となっています。

同じく、がん罹患数の2021年の推計値は、約100万9800人（男性57万7900人、女性43万1900人）であり、部位別の罹患数は、男性では、前立腺（17％）、胃（16％）、大腸（15％）、肺（15％）、肝臓（5％）の順で、女性では、乳房（22％）、大腸（16％）、肺（10％）、胃（9％）、子宮（7％）の順となっています。

部位別の死亡数と罹患数に乖離《かいり》があるのは、そのがんの特性と密接な関係があります。例えば、膵臓がんの2021年の男性の予測罹患数は、2万2300人（4％）、一方で予測死亡数は、1万8600人（8％）、同じく女性の予測罹患数は、2万1600人（4％）、一方で予測死亡数は、1万9000人（12％）と罹患数と死亡数が接近しています。この理由として、膵臓がんは最も早期発見や治療が難しいとされるがんの一つであることが深く関係しています。

私も、膵臓がんに関してはつらい思い出しかありません。当初は症状が出ないために早期に診断することが難しく、発見時にはステージが進んでいることが多いのです。私が経験した患者さんも全員が数年以内に亡くなっています。膵臓がんは、手術できる例が2割程度であり仮に、外科切除ができたとしても5年生存率が10%から20%と非常に低く、食道、胃、肝臓、大腸などの消化器がんの中では最も予後不良です。数年前になりますが、仲の良かった二人の友人が、それぞれ国立がん研究センター中央病院と宮城県立がんセンターで藁にもすがる思いで、最新とされる抗がん剤治療を受けましたが帰らぬ人となってしまいました。二人には、医師として当初から相談を受けて寄り添ってきましたので、むなしい限りです。

がんの病期（ステージ）分類とは

がんは、胃がんや乳がん、肉腫といった「固形がん」と、白血病に代表される「血液のがん」の二つに大きく分類されます。固形がんは組織内に腫瘍と呼ばれる塊をつくりますが、白血球ががん化する白血病は、塊をつくることはなく一個一個が同時多発的に増殖を繰り返します。「血液のがん」には、悪性リンパ腫、多発性骨髄腫も入りますが、両者はリンパ腺や骨髄に塊をつくることもあり、「固形がん」と白血病の中間に位置付けられるがんになります。

がんと診断されると、医師から「あなたのがんは、ステージⅡです」というように告げられる場合があります。ステージとは、病期のことで、がんの広がり方を基準にして、一般に0期からⅣ期までの5段階に分類されます。がんの種類によっては、0期の無いものや、Ⅲaあるいは Ⅲbといったように更に細かく分ける場合もあります。

前立腺がんは、ⅠからⅣの4段階のステージに分類されます（左記をご参照ください）。

ちなみに、私の場合は、ステージⅣ期ということになります。

■前立腺がんのステージ

Ⅰ期：触診または画像検査で、臨床的に明らかでない、もしくは前立腺に限局するが、片葉《へんよう》の2分1以内にとどまる。

Ⅱ期：触診または画像検査で、前立腺に限局するが、片葉の2分の1を超えるか両葉に進展する。

Ⅲ期：前立腺被膜をこえて進展する。

Ⅳ期：隣接臓器浸潤、リンパ節転移や遠隔転移がある。

2024年1月に国立がん研究センターが公表した、前立腺がん（男性の罹患率トップです）のステージ別の10年後の生存率は次の通りです。

■前立腺がんの10年生存率

ステージⅠ　93・7％

ステージⅡ　95・4％

ステージⅢ　87・3％

ステージⅣ　37・4％

参考として、女性の罹患率トップの乳がん、男性の死亡率トップの肺がん（非小細胞がん）、女性の死亡率トップの大腸がん、胃がん、子宮頸《けい》がん、予後の悪い膵臓がん、肝内胆管がん、小細胞肺がんの10年生存率も記載しました。これらのデータは、国立がん研究センターが運営するウェブサイト「がん情報サービス」でいつでも見ることができます。

がんのステージは、一般的に国際的な基準である「TNM分類」によって決定されます。「Tとは、Tumor（腫瘍）の頭文字でがんの深さと広がりがどうか」、「Nとは、Node

がんの10年生存率

	ステージI	ステージII	ステージIII	ステージIV
乳がん（女性）	94.1%	86.6%	62.7%	16.9%
肺がん（非小細胞がん）	62.9%	28.7%	12.8%	2.3%
大腸がん	80.4%	69.8%	61.2%	11.1%
胃がん	77.6%	48.9%	32.0%	5.9%
子宮頸がん	92.6%	71.8%	52.5%	19.0%
膵臓がん	31.4%	10.3%	3.2%	0.6%
肝内胆管がん	34.3%	21.6%	5.0%	0.8%
小細胞肺がん	32.5%	17.1%	8.5%	1.2%

（節）の頭文字でリンパ節に転移しているどうか」、「Mとは、Metastasis（転移）の頭文字で他の臓器に転移しているかどうか」の三つの基準で判定されます。T、N、Mのそれぞれの項目を数値化することによってステージが決まります。ステージⅣが最も進行した状態となります。ステージは、治療方針を決める際に役立てられます。ただし白血病は、前述のように塊をつくらないのでステージは存在しません。

例として前立腺がんのTNM臨床分類を次に示します。

前立腺がんのTNM臨床分類

T－原発腫瘍	
TX	原発腫瘍の評価が不可能
T0	原発腫瘍を認めない
T1	触知不能で臨床的に明らかでない腫瘍
T1a	組織学的に切除組織の５％以下の偶発的に発見される腫瘍
T1b	組織学的に切除組織の５％を超える偶発的に発見される腫瘍
T1c	前立腺特異抗原（ＰＳＡ）の上昇などのため、針生検により確認される腫瘍
T2	触知可能で前立腺に限局する腫瘍
T2a	片葉の１／２以内に進展する腫瘍
T2b	片葉の１／２を超え進展するが、両葉には及ばない腫瘍
T2c	両葉へ進展する腫瘍
T3	前立腺被膜を超えて進展する腫瘍
T3a	前立腺外へ進展する腫瘍（一側性または両側性)、顕微鏡的な膀胱頸部への浸潤を含む
T3b	精嚢に浸潤する腫瘍
T4	精嚢以外の隣接構造（外括約筋、直腸、挙筋、および／または骨盤壁）に固定、または浸潤する腫瘍
N－所属リンパ節	
NX	所属リンパ節の評価が不可能
N0	所属リンパ節転移なし
N1	所属リンパ節転移あり
M－遠隔転移	
M0	遠隔転移なし
M1	遠隔転移あり
M1a	所属リンパ節以外のリンパ節転移
M1b	骨転移
M1c	リンパ節，骨以外の転移

日本泌尿器科学会、日本病理学会、日本医学放射線学会編「前立腺癌取扱い規約第５版」(2022年、メディカルレビュー社)

医師からは、併せて「グループ分類」や「クラス分類」についても告げられる場合があります。病理専門医が診断し、共に1から5までの5段階に分類されます。例えば、胃生検組織診断グループ分類では、「1は、正常および非腫瘍性病変」「2は、腫瘍性（腺腫または癌）か非腫瘍性か判断が困難な病変」「3は、腺腫」「4は、腫瘍性が判定される病変のうち、癌が疑われる病変」「5は、癌」となります。クラス分類では、「1は、正常細胞」「2は、異型細胞は存在するが良性」「3は、良性・悪性のいずれとも判定しがたい細胞」「4は、悪性を強く疑う細胞」「5は、悪性（癌）細胞」となります。クラス分類はほとんどが細胞診対象であり、パパニコロウ染色という方法がよく用いられます。

学生時代、病理学の実習で初めて胃がんの組織を顕微鏡で観察しましたが、まだ何も分らない学生の私でも、正常組織と比べて明らかに顔つきが異なる（人相が悪い？）ことが見て取れて、とても印象に残ったことを思い出します。ちなみに病理学の永井一徳先生（故人、元弘前大学名誉教授）ご夫妻は、私たち夫婦の仲人でもあり恩人です。そのご縁で、病理専門医になろうと思ったこともありました。

腫瘍マーカーについて

腫瘍マーカー検査は、現在のがん診療に欠かせない重要な検査であり、がん診断の補助的意味ばかりでなく、治療の効果や再発・転移の有無を調べるためにも行います。もちろん正常範囲だったからといってがんが無いとは言えませんが、高値の場合（私のPSA、後述する母のCEAもそうでしたが）には、がんの存在する確率が上昇します。私も診療で、腫瘍マーカーの検査が診断に役立った例をたくさん経験してきました。

ただし、がんの有無と関係なく高値になる場合もあるので、国が推奨するがん検診に腫瘍マーカーは含んでいません。例えば、もっとも多く測定されているCEAは、高齢者、長期喫煙者、糖尿病などでも高値となることがあります。PSAも前立腺肥大症や前立腺炎等の良性疾患、健常者でも高値を示すことがあります。このPSAについては、最近画期的な新規検査法が母校弘前大学の大山力博士（現弘前大学名誉教授、前弘前大学医学部泌尿器科教授）らのグループによって開発されましたので後述します。

がんの種類による代表的な腫瘍マーカー検査	
食道がん	*SCC　CEA*
大腸がん	*CEA　CA19-9*
胃がん	*CEA　CA19-9*
小細胞肺がん	*NSE　ProGRP*
非小細胞肺がん	*CYFRA21-2　CEA　SLX　CA125　SCC*
肝細胞がん	*AFP　PIVKA-II*
胆道がん	*CA19-9　CEA*
膵臓がん	*CA19-9　Span-1　DUPAN-2　CEA　CA50*
膀胱がん	*NMP22　BTA*
前立腺がん	*PSA　S2.3PSA%*
乳がん	*CEA　CA15-3*
子宮頸がん	*SCC　CA125　CEA*
卵巣がん	*CA125*
甲状腺がん	*CEA*

がんの種類による代表的な腫瘍マーカー検査を上に記します。

ＰＳＡ値は前立腺肥大症や前立腺炎でも上昇します。そのため今は確定診断のために針生検等の更なる検査が必要となっています。実際に針生検を受けた方の7割程度は、がん細胞が陰性といわれています。また針生検には出血や感染のリスクもあります。特にもグレーゾーンと呼ばれる基準値を軽度超えた4～10 ng／mℓの患者さんに生検を実施するかは、医師にとっても悩ましい問題でした。そのため、がんが存在するのか無いのかを鑑別できる検査が待ち望まれてきました。

前述の大山博士は、前立腺がんの患者では、α2.3結合型シアル酸を持つPSA（S2.3PSA）が増加し、健常者や前立腺肥大症などの良性疾患の患者では、α2.6結合型シアル酸を持つPSA（S2.6PSA）が多いことを突き止めました。大山博士らの研究グループは、この2種類のPSAを分離して、S2.3PSA％を短時間で算出する方法を富士フイルム和光純薬株式会社と共同で開発しました。S2.3PSA％検査は、2024年2月に保険適用となりましたので、今後はPSAが基準値を超えた患者さんに二次検査として実施しMRI検査も併用することにより針生検を減らせることが期待されています。

腫瘍マーカーの研究は日進月歩で進んでおり、将来は更なる確度をもってどこの臓器にがんがあるのかが判る時代が来ることを期待したいと思います。

なお腫瘍マーカーと並んで、血液検査などで判るヘリコバクター・ピロリ菌感染の有無も胃がんの発見に大きな意味があります。この菌の発見者であるオーストラリアのウォーレンとマーシャルの2人の医師は、2005年にノーベル生理学・医学賞を受賞しています。1994年WHO（世界保健機関）は、ピロリ菌を「確実な発がん因子」

と認定しました。ヘリコバクター・ピロリ菌に感染してもすべての人が胃がんになるわけではありませんが、胃がんの原因の99％はピロリ菌といわれています。感染が、長期間持続すると胃粘膜の萎縮が進み、胃がんを引き起こしやすい状態になることが判明しています。ピロリ菌の感染は慢性胃炎や胃・十二指腸潰瘍、特発性血小板減少性紫斑病などにも深く関係しています。ちなみに日本では、約３５００万人がピロリ菌に感染していると推定されています。

抗菌薬と胃酸分泌抑制薬の同時服用によりヘリコバクター・ピロリ菌の除菌に成功すれば、胃がんに罹患するリスクが低下することが証明されています。私事ですが、妻も菌陽性が判り、内視鏡検査の達人である村上晶彦先生に、内視鏡検査並びに除菌をしていただきました。

横須賀市では、市立の中学校・支援学校の2年生の希望者に全額公費負担（無料）でピロリ菌の検査をしており、陽性の場合は除菌も勧めています。他の自治体でも実施しているところがあります。日本は、今までは胃がん大国でしたが、検診に加えこのような取り組みが進んでいくと胃がん罹患者が減少していくのは確実な状況です。

ヘリコバクター・ピロリ菌以外にも、感染することでがんのリスクが高まるウイルスとしては、肝細胞がんのB型・C型肝炎ウイルス、子宮頸がん等のヒトパピローマウイルス（HPV）があることはご案内の通りです。ちなみにB型・C型ウイルス性肝炎に対しては、抗ウイルス治療への医療費助成（自己負担限度月額が原則1万円、ただし上位所得階層は2万円となっており、事業実施主体は都道府県です）が受けられます。またヒトパピローマウイルスからのがん予防については、議論はありますが、ワクチンを受けられます。

２０２３年8月、国立がん研究センターと国立国際医療研究センターは共同で、日本で初めて予防可能なリスク要因に起因するがんの経済的負担額を推計し、約1兆２４０億円になると発表しました。そしてこの中で、がんの五つのリスク要因別（能動喫煙、飲酒、感染、過体重、運動不足）の経済的負担の推計額も算出しました。それによると「感染（ヘリコバクター・ピロリ菌、ヒトパピローマウイルス、肝炎ウイルス等）」による経済的負担が約４７８８億円と最も多く、「能動喫煙」の約４３４０億円を上回ることを明らかにしました。除菌治療やワクチン等の感染対策は、命を守るだけではなく経済的負担の軽減にもつながることが期待されます。

標準治療とは

国立がん研究センターホームページの「がん情報サービス」では、標準治療について以下のように解説しています。

「標準治療とは、科学的根拠（エビデンス：あるテーマに関する試験や調査などの研究結果から導かれた科学的裏付け）に基づいた観点で、現在利用できる最良の治療であることが示され、多くの患者に行われることが推奨される治療のことをいいます。標準治療は、世界中で行われた臨床試験の結果を多くの専門家が集まって検討し、有効性と安全性を確認して、最良であると合意を得られた治療法です。」

ところで標準治療のこの「標準」という言葉は、たとえが適切でないかもしれませんが、寿司の「並」だと、その上にもっと高級な「上」とか「特上」があるように、「標準」よりもっと上の治療法があるように連想させてしまいがちです。実は、最先端の治療法なのですが。

同時に、前述の「がん情報サービス」には次のようなことも記載されています。

「最新の治療が最も優れているとは限りません。最新の治療が標準治療になるためには、それまでの標準治療より優れていることが証明される必要があります。つまり最新の治療というだけでは、最良の治療にはならないのです。」

最新の治療をたとえ自費であっても、藁をもつかみたい心境から、受けたいという希望は理解できますが、有効性と安全性が認められるまでには相当な時間がかかるということも忘れてはならない事実です。

部位別がんの標準治療ついては、「がん情報サービス」で閲覧可能です。今は、治療法の選択については、医師から十分な説明を受けたうえで、話し合って患者側が選択するのが一般的です。

前立腺がんの治療方法については、次に示します。図中の監視療法とは、前立腺の生検で見つかったがんがおとなしく、治療を開始しなくても命に影響がない場合に経過観察することを言います。またフォーカルセラピー（前立腺部分治療）とは監視療法と根

前立腺がんの治療の選択

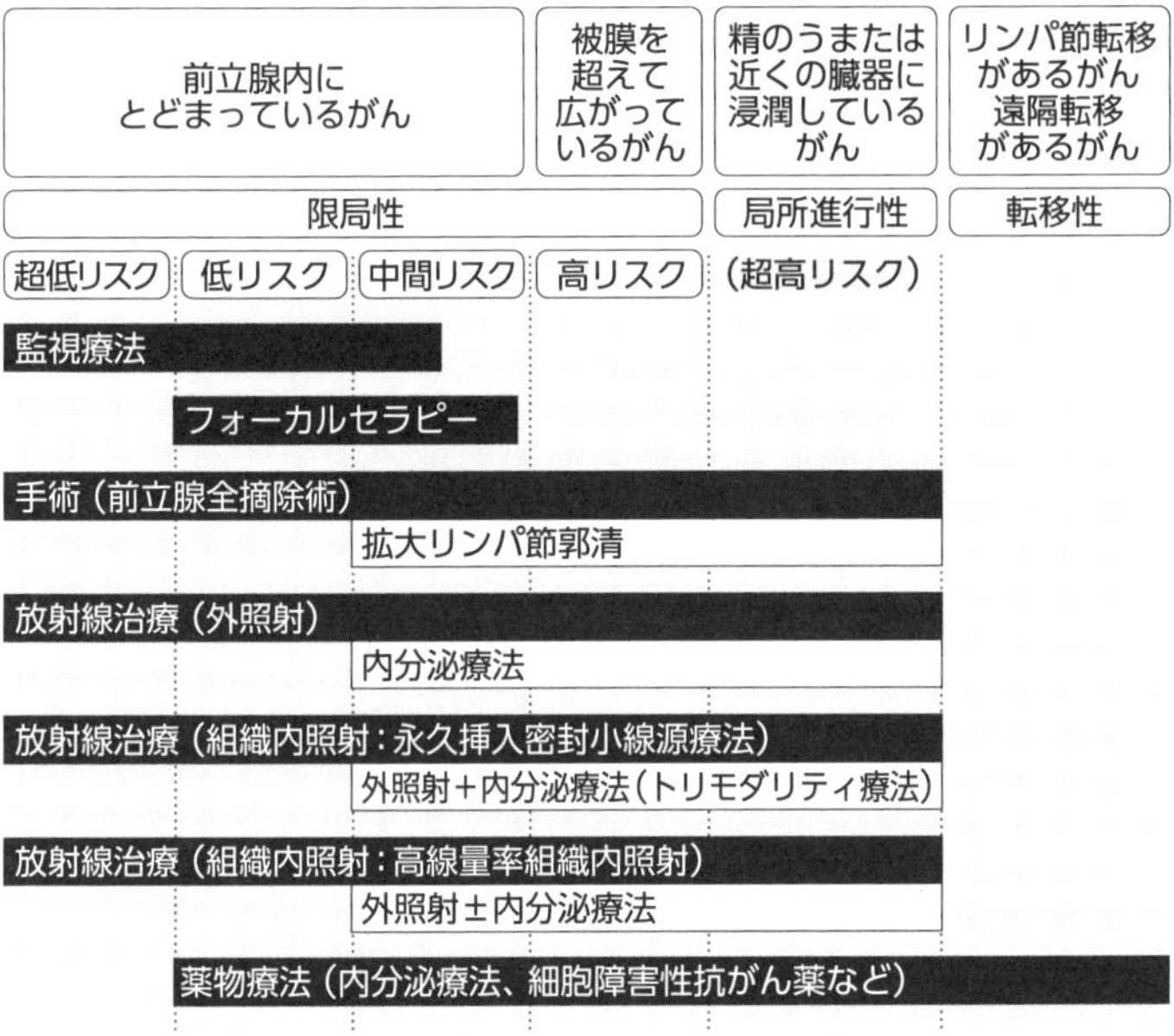

（国立がん研究センター編「前立腺癌診療ガイドライン2023年版」（メディカルレビュー社刊）から引用

治的治療（手術など）の中間に位置する概念であり、治療が必要な部分だけを局所的に治療するさまざまな方法が含まれます。実際の治療方法の選択については、それぞれの病期や病状等に応じて主治医から提案があり納得した上で決定されることになります。

なお前立腺がん治療の最近のトピックとしては、前立腺がんに多く発現するＰＳＭＡ（前立腺特異的膜抗原、ＰＳＡと似ていますが異なります）という細胞の表面に存在する物質を、ＰＳＭＡにのみ限局して付着することができる薬剤と、体内で放射線を放出する薬を結合させた薬剤を静脈注射で投与することにより、前立腺がん細胞のみに薬剤が吸着し、放射線を直接的に浴びせて攻撃する治療が、ドイツで開発され、欧米やオーストラリアなどで行われており、ＰＳＡ再発等に対する治療として注目を集めています。

ただし日本では、放射線物質の取り扱いに関する法的な制限があり、承認されるまでには年単位の時間がかかるとされています。歌手で俳優の西郷輝彦さんは、２０１１年に前立腺がんの全摘治療をしましたが、２０１７年に再発して骨転移が発覚、国内では全ての標準治療を受けていたため、一縷《いちる》の望みを託してオーストラリアでこのＰＳＭＡ治療を受けました。残念ながら２０２２年に75歳で帰らぬ人となりました。

ロボット手術について

以下の説明は、私が手術を受けた東京国際大堀病院のホームページから引用したものです。

「手術支援ロボット・ダビンチ（米国インテュイティヴ・サージカル社が開発した医療ロボット。レオナルド・ダ・ヴィンチにちなんで名付けられた）を用いたロボット手術は、腹腔鏡下手術と同様に、体に小さな穴を開けて行い、傷口が小さく身体への負担が少ない治療方法です。お腹の中に二酸化炭素を注入して膨らませることで、止血効果をもたらします。術者は、精細な拡大3D画像を見ながら、人間の手よりも自由度が高く（7方向360度）精密な動きが可能となるアームの先端を活かして手術操作を行います。従来の手術に比べて傷口が小さく、術中の出血量が減少し、術後の痛みも少ないため、早期の社会復帰が期待できます。また結果として身体の機能の温存や入院期間の短縮といった負担の軽減が可能となりました。」

ロボット手術を受けた身からすると、まったくこの通りでした。ただし、何の手術でもそうですが、術者の熟練度が何よりも重要なのは言うまでもありません。ちなみに『名医のいる病院2024』（医療新聞社　2024年刊行）によれば、東京国際人堀病院における前立腺がんのロボット手術件数は、全国ランキング第2位（ちなみに2023年刊行版では第1位）となっています。繰り返しになりますが、大堀先生という名医に巡り合えて私はとても幸運でした。

ロボット手術が健康保険の適用になっているのは、以前は前立腺がんと腎臓がん部分切除に限られていましたが、現在は、胃切除、食道がん、大腸切除、肝切除、膵切除、肺切除、膀胱がん、子宮切除、膣断端挙上、縦隔腫瘍、心臓弁形成・弁置換、咽喉頭悪性腫瘍などにも広がっています。ロボット手術は、現在も進化を続けており、健康保険の適用になる疾患が今後も増えるのは確実です。効果が証明されれば他の多くの先進医療も医療保険の対象として認められてきています。

また費用についても高額療養制度が適用され所得に応じて一定額以上はかかりませんので私も少ない負担で済みました。今は、高額療養費制度がありますので、がんになっても、お金が無制限にかかるわけではありません。所得によって差はありますが、1カ月当たりの自己負担限度額は、例えば70歳以上で年収が156万円から370万円の場合は、5万7600円といったように年齢、所得、住民税非課税かどうかなどによって細かく決まっています。

加えて健康保険が適用される診療での自己負担額は医療費控除の対象になります。なお自由診療の場合は全額自己負担ですが、医療費控除は適応され確定申告の際に年間200万円まで認められます。医療費負担を軽減するこれらの制度は、無くてはならないものになっています。

関連して、最近は、がん患者さんが活用できるさまざまな補助金を提供している地方自治体も増えてきました。例えば、医療用ウイッグ購入（抗がん剤で脱毛など）助成、ストーマ（人工肛門・膀胱）造設後の日常生活用具（ストーマ袋など）給付、胸部補正具（乳がんで乳房切除後の乳房パッドなど）購入助成など多岐にわたっています。介護保険が利用できない思春期・若年成人（ＡＹＡ世代）のがん患者さんへの在宅療養費の補助を実施する地方自治体も出てきましたが今後は大切な施策になると思います。

私は、国の医療政策を審議する厚生労働省社会保障審議会医療部会の全国市長会代表委員でしたので、地方自治体の立場から実態に基づいて毎回意見を述べたことを懐かしく思い出します。

糖尿病血糖コントロールと外科手術

糖尿病患者はさまざまな感染症にかかりやすく、かかると重症化しやすいと言われています。また血糖コントロールが悪いほど感染症にかかりやすく治りにくいことも知られています。外科医は、術後の感染症を最も嫌がりますので、糖尿病の厳格なコントロールをわれわれ糖尿病専門医に求めてくるのは、当然の話です。

糖尿病患者が感染しやすい原因としては、白血球や免疫にかかわる細胞の機能が低下することや、糖尿病に合併する血流障害や神経障害などが関係するといわれています。

白血球の中の多核白血球（主に好中球）は、細菌を細胞内に取り込んで活性酸素を産生して殺菌します。私は、弘前大学の医局時代に糖尿病患者の多核白血球を用いて血糖コントロール状態と多核白血球の活性酸素産生能との関係を調べました。活性酸素には、スーパーオキサイド、過酸化水素、ヒドロキシラジカル、一重項酸素などがありますが、このうちのスーパーオキサイド産生能を測定しました。スーパーオキサイド産生能を測定するのは、なかなか難しく、大阪市の藤沢薬品（現アステラス製薬）中央研究所に通い、西田実博士（故人、元同研究所主席研究員、有名な抗生物質であるセファゾリンの開発者）や俵修一博士（前岡山理科大学獣医学部教授、元アステラス製薬研究本部分子医学研究所長）からご指導をいただきました。

血糖コントロール状態を見るには、ＨｂＡｌｃ値を調べるのがベストですが、当時（今から40年前）は、ＨｂＡｌｃ値を測定する装置は高額であったため、ほとんどの医療機関にはまだ普及しておりませんでした。そのため血糖コントロール状態は、空腹時の血糖値で評価していました。空腹時の血糖値は、食事を始めさまざまな影響を受けて変動しますので、血糖コントロール状態を正しく反映できにくいのは言うまでもありません。

そんな折、弘前大学医学部附属病院臨床検査部部長の工藤肇先生（故人、元弘前大学名誉教授）は、全国の国立大学医学部附属病院で初めてＨｂＡｌｃの測定装置を導入しました。このことにより幸運にも、スーパーオキサイド産生能とＨｂＡｌｃ値の相関関係を調べることができました。その結果、スーパーオキサイド産性能とＨｂＡｌｃ値が統計学的な有意差をもって逆相関することを初めて見出すことができたのです。簡単に言うと、血糖コントロールが悪い（ＨｂＡ１ｃ値が高い）ほど、スーパーオキサイド産生能が低い（殺菌能が低下していると考えられる）ということです。ＨｂＡ１ｃ値は、1～2カ月の血糖値を反映しますが、研究では、ＨｂＡ１ｃ値が改善すると、スーパーオキサイド産生能が改善することを初めて明らかにしました。本研究では、黄色ブドウ球菌を使って、多核白血球の殺菌能も見ましたが、スーパーオキサイド産生能よりは若干緩い相関関係でした。ＨｂＡ１ｃ値が高いと殺菌能が低下することも判りました。以上が私の博士論文の要旨です。なお、研究全般にあたりましては、弘前大学医局の7期先輩である今村憲市先生（現今村クリニック院長、元弘前市医師会会長）から、そして黄色ブドウ球菌の扱いについては、弘前大学医学部附属病院臨床検査部細菌検査室の葛西猛臨床検査技師（故人、元同臨床検査部技師長）から懇切丁寧に指導していただきました。

この成果を、私が所属していた弘前大学医学部第3内科（現内分泌代謝内科）の主任教授である武部和夫先生（故人、元弘前大学医学部附属病院長、元弘前大学名誉教授、私の博士論文審査の主査）に日本内科学会学術総会で発表していただいたことはとてもうれしい名誉な思い出となりました。なお博士論文審査の副査は、工藤肇先生でした。

血糖値が正常化しても、白血球の代謝が改善するには、1～2カ月がかかるということです。つまり高血糖状態をインスリンなどを使って正常化しても、短時間には、スーパーオキサイド産生能は戻らない（殺菌能は改善しない）と考えられるということです。よって緊急の場合はやむを得ませんが、がんなどの大きな手術になれば術後合併症（感染症に起因することも多いとされます）を予防する上でも血糖コントロールをできるだけ良くして（HbA1cを正常化して）から手術に臨むことが求められることになります。弘前大学医局の4期先輩である小沼富男先生（現順天堂大学名誉教授、元順天堂大学医学部教授、元日本糖尿病療養指導士認定機構理事長）には、各地の講演で私の研究を引用して啓発していただいたことはありがたいことでした。

母校のがん医療に関係する3つの世界的な業績

一つ目は、内視鏡の話です。大腸がんの検査には内視鏡検査が欠かせませんが、世界で初めて全大腸（直腸から回腸・盲腸部まで）に内視鏡を挿入することに成功したのは、私の母校である弘前大学医学部第一内科（現消化器血液免疫内科）の松永藤雄教授（故人、元弘前大学名誉教授、元東京都立駒込病院長）らのグループでした。今でこそ大腸内視鏡を回腸・盲腸部へ挿入することは難しい手技ではありませんが（ちなみに私でもできます）、以前の内視鏡は硬くて曲がりにくくS状結腸を超えての挿入は誰もできませんでした。研究グループの一人である田島強先生（故人、元都立駒込病院内視鏡診断科部長）は、おなかの上からS状結腸まで入っている内視鏡を手探りでS状結腸ごと反転させることを思いつき、回腸・盲腸部までの挿入に成功したのです。その後松永先生らのグループは、これらの研究成果を基に1966年に大腸ファイバースコープをオリンパス光学工業株式会社（現オリンパス株式会社）と共同で開発しました。

この話を松永先生から聞いた時は、ペニシリンやインスリンなどの世界的な発見の多くがそうですが、ひょんなところにヒントが隠されているんだなあと感心したことを思い出します。松永先生（当時医学部長）から頂いた「君たちはたまたま合格できただけ。入学試験の次の成績の100人を合格させても何点も違わず同レベルである。国のお金で医師になるのだから、入学できなかった人のことを思い頑張って良い医師になりなさい」という言葉は今でも心に重く残っています。

なお胃カメラ（胃内視鏡）を1950年に世界で初めて開発したのは、東京大学医学部消化器外科の宇治達郎博士とオリンパス光学工業株式会社のグループです。

二つ目は、CT（コンピュータ断層撮影）の話です。私が医院にCTを導入したのは1990年です。岩手県の内科開業医としては、かなり早い方だったと思います。導入にあたっては、盛岡市で放射線科を開業する放射線専門医の鈴木秀憲先生に嘱託医になってもらい読影（私の読影に対しての二重チェックの意味もあります）をお願いしました。たくさんのがんを診断できたのは、内視鏡や超音波検査に加えCTを早い時期に導入したことが大きかったと思います。現在、日本のCT台数は人口100万人当たりで断トツの世界一であり、OECD（経済協力開発機構）加盟の38カ国平均のおよそ4倍です。世界に誇る国民皆保険制度やわが国にCTを製造するメーカーが多いことが関係していると思います。

このCTの基本原理を考えついたのは、1947年から1954年まで弘前大学医学部の前身である青森医学専門学校・弘前医科大学並びに弘前大学医学部の放射線科教授だった高橋信次先生（故人、元名古屋大学医学部教授、元愛知県がんセンター総長）でした。１９７９年にイギリスのハンスフィールドがＣＴの装置を開発してノーベル生理学・医学賞を受賞していますが、この原理は、高橋先生が弘前大学の教授時代に最初に考えついたものでした。なお先生はこの業績で文化勲章を受賞しています。開学間もない劣悪な環境の中でX線廻転撮影法の研究に情熱を傾けた話を、放射線科の講義で聴き感動したことを思い出します。高橋先生は、福島県二本松市の出身ですが、会津出身の野口英世博士の物語と重なりました。

なお、ＣＴが形の異常を見るのに対し、がんの有無や広がり、多臓器への転移、治療の効果判定、再発の確認を、放射性薬剤を体内に投与して、ブドウ糖等の代謝などから機能の異常を診るＰＥＴ（陽電子放出断層撮影）検査もかなり普及しています。日本のＰＥＴ検査装置の人口当たりの保有台数は、現在世界第5位となっています。

三つ目は、大規模健康診断の話であり、現在進行形の研究です。青森県は、平均寿命都道府県ランキングで１９６０年代から常にほぼ最下位という不名誉な記録を続けています。この汚名返上を目的に弘前大学医学部社会医学講座が、2005年から始めた大規模健康診断「岩木健康増進プロジェクト」のことです。本研究は、産・学・官・民各界から注目を集めており、2019年には、文部科学省・科学技術振興機構（JST）が行った評価で最高評価を獲得し、「第1回日本オープンイノベーション大賞・内閣総理大臣賞」も受賞しています。

プロジェクトの発起人である現弘前大学学長特別補佐の中路重之先生（元弘前大学医学部長・社会医学教授）は、「当プロジェクトは、開始してから間もなく20年になるが、頭から足先まで網羅的に3000項目にも及ぶ検査を実施している世界でも例を見ない（世界一の）ビッグデータが収集されている」と胸を張ります。私事で恐縮ですが、私の娘（二女）もこのプロジェクトの一員として研究に加わり博士号（医学）をいただきました。娘からも度々当プロジェクトの内容や検診の模様を聞かされ、その都度本当にすごい研究だと思いました。

日々たくさんの知見が集積されてきていますが、がんと生活習慣（喫煙、飲酒、運動不足、塩分摂取過多など）や検診率との関係も明らかになってくると期待されています。

青森県が、近い将来短命県全国1位から脱出できることを願っています。

中路先生は、私の一期後輩であり学生時代からいろいろとお付き合いをいただいておりますが、九州男児（長崎県出身）の熱血漢です。ますますのご活躍を期待したいと思います。

私は、現在も社会医学講座の講師を拝命しており、コロナ禍前までは医学部の4年生に医療制度や災害医療の講義をしておりました。当時から、弘前大学医学部は毎年20人という全国の医学部の中で最も多い学士入学生を受け入れていました。博士号を有する学士入学生も結構多く、質問の鋭さや講義の感想レポートのレベルの高さに驚いたことを思い出します。

オプジーボ等による免疫療法とは

免疫とは、自己と非自己を区別して認識することによって体を守るシステムです。細菌やウイルスに限らず、がん細胞も自分の体にとっては非自己ですので本来は免疫機能によって排除されるはずであり、現にこのシステムによって多くのがんは体内にできたとしても排除されます。しかし、がん細胞によっては、免疫からの攻撃を逃れ生き延びる環境を作り出すことが分かっています。

これまでの抗がん剤は、がん細胞を直接攻撃する薬ですので正常細胞にも障害を与え、副作用が出たり、がん細胞が薬剤耐性を獲得して効果が無くなったりと難しい問題がありました。一方、オプジーボは、がん細胞を攻撃する免疫細胞の一つであるＴ細胞（Ｔリンパ球）が、がん細胞を攻撃できる環境を作る薬です。オプジーボ（商品名、一般名はニボルマブ）は、ノーベル生理学・医学賞を受賞した京都大学の本庶佑《ほんじょたすく》博士（現京都大学名誉教授、元医学部長）の研究を基に作られた薬です。免疫療法は、従来の手術、放射線、化学療法（抗がん剤）に次ぐ第４のがん治療法として近年進歩が著しく、脚光を浴びています。

本庶先生らは、Ｔ細胞の表面にあり、攻撃対象かどうかを見極める言わば検問所の役割（免疫チェックポイントと呼ばれています）を果たす「ＰＤ－１」という分子を発見しました。がん細胞は、この仕組みを逆手に取り「ＰＤ－Ｌ１」という分子を「ＰＤ－

1」に結合させてブレーキをかけてしまいます。本庶先生らはこの結合を阻害することができればブレーキはかからずT細胞は、がん細胞を攻撃できるようになるのではないかと考えました。この研究が基になって作られたのがオプジーボです。このように免疫本来の力を利用してがん細胞を攻撃する治療法が「免疫療法」です。

保険適応になっていますので、高額療養費制度により一定以上の金額はかかりませんが、非常に高額な薬（使い方にもよりますが年に1千万円か、それ以上かかるとされています）として話題になったことは記憶に新しいところです。現に妹も、負担が軽くてありがたかったけれども、2千万円くらいかかったのではないかと言っていました（「手記―夫をがんで失って」をご参照ください）。

オプジーボの世界で初めての臨床治験（薬の効果を確かめる試験）は、京都大学医学部付属病院婦人科・産科病棟で、卵巣がんの患者20人を対象に行われました。その時の病棟医長で臨床治験を担当した一人が、現岩手医科大学産婦人科主任教授の馬場長先生です。馬場先生は、私も非常勤講師として籍を置き、常日頃ご指導を頂いている京都大学医学部糖尿病・内分泌・栄養内科学講座前教授の稲垣暢也先生（現京都大学名誉教授、現公益財団法人田附興風会医学研究所北野病院理事長、元京都大学医学部附属病院院長）の高校の後輩であり、また同講座現教授の矢部大介先生の京都大学医学部の同期というつながりの縁で親しくさせていただいております。

現在のところ、卵巣がんに対する保険適応は通っておりませんが、臨床治験では、腫瘍が小さくなったり、消失したりするなどの効果があり驚いたと話しておりました。なおこの成果は、論文で発表され、馬場先生は本庶先生を含めた21人の共同研究者に名を連ねています。先生方の研究のおかげで、義弟も延命ができました。ありがたいことでした。

分子標的薬と陽子線・重粒子線治療

最近進歩が著しい免疫療法に分類される分子標的薬と放射線の一種である陽子線・重粒子線治療についても少し触れます。

分子標的薬とはがん細胞と正常細胞の違いを分子レベルで解明して、がん細胞の発生や増殖に関わる特定の分子だけを狙い撃ちする薬であり、次々と新薬が開発されています。正常細胞は攻撃しないので、副作用が少なく、従来の抗がん剤に比べて効果が長いなどの特徴があります。現在、分子標的薬は多くの新薬が開発され、その多くが健康保険適応になっています。ただし分子標的薬は、がん細胞に分子の異常が無ければ、当然ながらがんを抑える効果は全く期待できません。オプジーボのような免疫チェックポイント阻害剤と同じく非常に高価な薬ですが、もちろん高額療養費制度が適応になります。

最近は、放射線の一種である陽子線・重粒子線治療も脚光を浴びています。陽子線治療と重粒子線治療の違いは、使用する原子核にあり、陽子線治療は、水素の原子核を、重粒子線治療は炭素の原子核を使用します。それぞれにメリット・デメリットがあります。

従来使われているX線は、がんを突き抜けて後ろ側の臓器にも障害を与えてしまいます（「初めて書いた死亡診断書」の章をご参照ください）が、陽子線・重粒子線は設定した深さに到達したときに最大のエネルギーを放出して消えるという性質をもっています。このことによりピンポイント照射が可能となり、周りの臓器への影響が少ないのが特徴です。

陽子線治療が初めて健康保険の対象になったのは、2016年の小児腫瘍（限局性の固形悪性腫瘍）です。以後限局性及び局所進行性前立腺がん、頭頸《とうけい》部悪性腫瘍（口腔・咽喉頭《いんこうとう》の扁平《へんぺい》上皮がんを除く）、限局性の骨軟部腫瘍、肝細胞がん（長径4㌢以上）、肝内胆管がん、局所進行性膵臓がん、大腸がん（手術後に再発したもの）が対象として追加され、2024年6月には、早期の肺がん（ステージがⅠからⅡaまで、手術が困難なもの）にも適応が拡大されました。

一方、重粒子線治療が、初めて保険適応になったのは、2016年の限局性の骨軟部腫瘍です。以後限局性及び局所進行性前立腺がん、頭頸部悪性腫瘍（口腔・咽喉頭の扁平上皮がんを除く）、肝細胞がん（長径4㌢以上）、肝内胆管がん、局所進行性膵がん、局所大腸がん（手術後に再発したもの）、局所進行性子宮頸部腺がんが追加されました。そして2024年6月からは、早期肺がん（Ⅰ期からⅡa期まで、手術が困難なもの）、局所進行性子宮頸部扁平上皮がん（長径6㌢以上）、悪性黒色腫（婦人科領域の臓器から発生したもので手術が困難なもの）にも適応が拡大されました。

なお厚生労働省の発表による平均値治療費は、陽子線治療で約265万円、重粒子線治療で約316万円となっています。

2024年5月現在、日本には陽子線治療施設が19カ所、重粒子線治療施設が6カ所、両方の治療が行える施設が1カ所あります。

外科手術や抗がん剤治療が難しい患者さんが増える中（高齢化も大きな要因の一つです）にあって、陽子線・重粒子線治療は免疫療法と共に、今後、がんの主要な治療法となることが期待されています。

なお、「光免疫療法」は、がん細胞だけに集まる薬剤を投与した後に、薬剤に反応する近赤外線光を照射することで、がん細胞だけを破壊する新しい治療法です。2021年1月に「切除不能な局所進行または局所再発の頭頸部がん（口腔がん、舌がん、咽頭がん、喉頭がんなど）」に保険適応となっています。

詳しくは国立がん研究センター「がん情報サービス」や各治療施設のホームページをご覧ください。

二人称のがん死の経験

二人称の死とは、家族や無二の親友等非常に身近な人の死のことです。ちなみに一人称の死とは、自分自身の死、三人称の死とは、自分とは余り関わりのない死やニュースや新聞で知るような見知らぬ人などの死のことをいいます。平成最大のベストセラー『バカの壁』（新潮社）の著者である養老孟司先生（現東京大学名誉教授、元東京大学医学部解剖学教授）は、一人称の死体を「ない死体」、二人称の死体を「死体でない死体」、三人称の死体を「死体である死体」と言っています。二人称の死体は、死体には見えない「死体でない死体」なのだと。身近な人の死体は、本当にそうですね。

養老先生は、「私自身は、自分の死で悩んだことはありません。死への恐怖というものも感じたことがありません。」「『がんになったら』なんてことも考えません。それが手遅れならば仕方がないと、素直に諦めます。」と著書『猫も老人も、役立たずでけっこう』（河出書房新社）の中でさらりと述べています。養老先生のような境地になりたいとあこがれますが、凡人の私には到達できそうにありません。

一人称と三人称の死は、考えても仕方がありませんが、二人称の死は、親しい人であればあるほど心に深いダメージを負います。ましてや、がん死ですとがんの宣告から亡くなるまで、周囲は大変な状況になってしまいます。

父母、兄弟、友人等のがんやがん死にまつわる話をつづってみました。まずは、実の両親です。

父は70歳の時に肺がんが、母は、74歳の時に大腸がんが判明しました。

父は、70歳の時に検診（当時父は、福島県再生資源商工組合理事長でしたが、理事長決済で初めて予算化し組合加盟企業の社員を対象に無料で行った検診でした）で左上肺野の異常陰影を指摘されましたので私のところに来てもらいました。当院で胸部CT検査をしてみて衝撃を受けました。胸部大動脈にも浸潤したかなり大きな肺がんでした。ヘビースモーカーでしたので仕方がないかなと思いました。

母校の弘前大学医学部第一外科（現胸部心臓血管外科）教授の鯉江久昭先生（故人、元弘前大学名誉教授）、秋田県厚生連北秋中央病院で一緒に仕事をした同科講師の高嶋一敏先生（故人、元弘前メディカルセンター理事長）、同科の對馬敬夫先生（現国立病院機構弘前総合医療センター呼吸器外科部長）にお願いして手術をしていただきました。手術には私も立ち会いました。とても大きながんで胸部大動脈に浸潤していましたが、大動脈の径を細めて絞扼《こうやく》して切除していただきました。心臓外科の教授でなければこのような難しい手術は到底無理だと思いました。術後に放射線療法と化学療法（抗がん剤）を追加して退院しました。半年くらいの余命と思いましたので、兄（歯科医）と義弟（内科医）と私とで説得し父が代表取締役をしていた株式会社を解散・清算してもらいました。父はかなり抵抗しましたが、余命が短いことをにおわせて押し切りました。

ところが私たちの予想に反して（うれしい誤算でしたが）、腫瘍を全摘できた場合は予後が比較的良いとされる扁平上皮《へんぺい》がんだったこともあり、父の肺がんは奇跡的に完治しその後91歳まで長生きしました。執刀してくださった先生方のおかげです。

父は、母が亡くなった後も一人で元気に暮らしていましたが、２０１５年11月16日にベッドで亡くなっているのを近所に住む兄が発見、警察に連絡をしました。死体検案の結果は、11月12日の死亡と推定（病名は心臓死、死因は不明ということです）されました。兄が定期的に見守りに行っていましたが、変わったことはありませんでした。私も11月上旬に父を尋ねましたがとても元気でした。ただ帰りに見送ってくれた時に、車のバックミラーに写った寂しげな父の姿を見て、なぜかもしかして会えるのが最後かもしれないと感じたのです。それが現実になってしまいました。

そう言えば、父方の祖母は、胃がんによるがん性腹膜炎で腹水がたまり亡くなりましたが、私が東北大学を中退して医学部を目指し受験勉強をしている時でした。祖母が夢に出てきて「義裕（私）、医者になってばあちゃんの病気を治してね」と言いました。朝起きて祖母が亡くなったと知らされました。

母のがんは、横行結腸にできた大きさ3センチほどの大腸がんでした。毎年宮古に来てもらって私が検診をしていましたが、２０００年だけはやりませんでした。市長として忙しかったというのが私の勝手な言いわけです。翌２００１年に宮古に連れて来て検査をしたのですが、血液検査でＣＥＡ（がん胎児性抗原）という腫瘍マーカーが2年前の値よりも正常値を超えて上昇しており、案の定、横行結腸に腫瘍がありました。自宅のある福島市の大原総合病院外科に紹介し大腸の切除手術をしてもらいました。

母を宮古に車で連れて来る道すがら、不思議とがんの予感があり現実になってしまいました。前年に検査をやらなかったことに非常に悔いが残りました。その後肝臓に転移し2002年4月11日に、抗がん剤による骨髄抑制（骨髄の働きが低下している状態を言います。赤血球が減少すると貧血、白血球が減少すると感染症、血小板が減少すると出血などが起こります）、並びに多臓器不全（複数の臓器が障害され生命維持に障害をきたす状態を言います。肝不全、心不全、腎不全、呼吸不全などを合併した時に使われることが多い病名です）で亡くなりました。76歳でした。いずれ黄疸《おうだん》が生じてがん性腹膜炎を起こして苦しむよりは良かったかもしれないと自分に言い聞かせました。

私は、二人の娘の名前に大好きな果物の梨の字を付けていますが、亡くなったその日は実家の周囲の梨畑の花が満開でした。現職市長だということを言いわけに、朝に見舞い、死が近いとの予感があったにもかかわらず東京・霞が関の省庁に出張し、死に目には会えませんでした。非常に後悔しました。母の死より優先すべき仕事などあるわけがないとしばらくトラウマに悩まされ続けました。母を亡くして初めて二人称の死のつらさを思い知りました。気持ちの整理ができなくて、人知れず何度も福島に通い墓参りをしていました。今から思うと、2、3年はうつ状態だったと自己診断しています。

義父は、今から30年前になりますが、膀胱がんが脳に転移して亡くなりました。70歳でした。血尿があり岩手県立宮古病院泌尿器科に紹介し、膀胱がんの確定診断を受けて岩手医科大学泌尿器科で膀胱を全摘し人口膀胱（ストーマ）を設置しました。義父にとってストーマは大きな負担ではありましたが、海外旅行にも行き、完治したものとわれわれ家族は期待していました。しかしおよそ2年して、全身のリンパ節に転移していることが判明し、その後脳にも転移して亡くなりました。看取りを含め終末期は私の医院で主治医として担当しました。義父を看病した妻は、がんとは恐ろしい病気であり、特にも転移すれば助からないということを、身に染みて感じたようです。

主治医として義父を診ていて、ある日手足に麻痺《まひ》が生じました。頭部CTにて、私は珍しい場所に脳梗塞《こうそく》が起きたなと思い、抗血栓剤等を点滴して様子を見ていました。時々医院に応援診療に来てもらっていた親友の弘前大学同期の秋田県立脳血管研究センター神経内科部長（当時）の長田乾先生（現横浜総合病院臨床研究センター長）に、頭部CTを見せたところ即座に「言いにくいけど脳転移だと思う」とのこと。ハッとして「こんな場所に梗塞が起きるわけがないよなあ」と反省することしきりでした。

医師も人間であり、身内の場合は良い方に考えてしまい判断が狂いがちになるのはよく言われることです。そういえば、咳が止まらない娘を放置していて、妻が心配になって弘前大学医学部付属病院小児科に連れて行ったら肺炎を起こしていてすぐに入院になってしまったことがありました。診察をした小児科の横山唯教授（故人、元弘前大学名誉教授）は、宮古市のご出身だったこともあり、呼び出されて大目玉を食らったことを思い出しました。

医師友達との会話でも家族の病気の失敗談はよく聴きますが、医師の身内に起こった病気についてはの全国津々浦々でいろいろな失敗談がたくさんあるのかもしれませんね。

義母は、私たちの隣の家で普通に暮らしていましたが、家で意識障害を発症し県立宮古病院脳外科で亡くなりました。90歳でした。親の介護にまつわる話は、現代日本社会の大きな課題となっており報道されない日はありませんが、そういうわけで私たち夫婦には、幸か不幸か4人の親の介護の経験がありません。

内科医の義弟（妹の夫、弘前大学医局の後輩）は、肺がんで亡くなりました。68歳でした。亡くなる10年ほど前には膀胱がんも患い、2回の経尿道的内視鏡切除術（尿道を介して内視鏡を膀胱内に挿入して切除する方法）を受けています。膀胱がんになる前は、愛煙家でした。62歳の時に勤務する弘前市立病院（当時副院長）で自分で肺がんを発見して弘前中央病院外科で摘出手術を受けました。完治を期待していましたが、残念ながら66歳の時に肺内転移（自分で診断）が判明し、免疫療法（オプジーボの投与）を受けていました。

義弟もたくさんのがんを診断してきましたので、手術不能の肺内転移が判明した時の気持ちは察するに余りあります。妹には「あと2年くらいかな」とボソッと言ったそうです。がんは再発（再燃）すると余命はかなり短いというのが一般的ですから、自身の臨床経験からそのように言ったのでしょうが、その通りに2年後に衰弱して自宅で静かに逝きました。オプジーボの使用で「1年くらい命を得したかも」と笑いながら言っていたのが印象的でした。

義弟は、昔から大変口数が少ない人間で、苦しかったはずですが、妹にも周囲にも一言も愚痴をこぼしませんでした。外来診療でも口数が少なく、患者さんの訴えをじっくりと聴いた後で、津軽弁で一言、「んだがー（そうですか分かりました）」とだけ発する愛すべき医師でした。義弟は、弘前藩弓術師範中畑家（幕末の頃は、知行150石に奉行等の役知100石を合わせ250石）の16代目当主（中畑家初代は弘前藩初代藩主津軽為信《ためのぶ》公の家臣）であり、お武家様らしい立派な最期でした。

義弟が、あっさりと、かつ立派に死ねたのは、医師として多くの死に立ち会い、そこに家系的な血脈も加わって、「世の中に永遠なるものは一つもない。人も生きて必ず死ぬ」、「人は、この世に一時的に滞在することを許された旅人に過ぎない」という道理を早くから修得し、自分の寿命が尽きたことを受け入れ自覚できたからではないでしょうか。そういえば若い頃に読んだノーベル物理学賞受賞者の湯川秀樹博士の自伝の書名は『旅人』です。改めて引っ張り出して読んでみると腹落ちするところ大でした。

私も旅人であることを自覚し、「がんと折り合いをつけながら生きる」毎日ですが、いざという時は義弟にあやかりたいと思う今日この頃です。仲良しの義弟でしたので寂しい限りです。なお妹には、手記「夫をがんで失って」を書いてもらったので、「伴侶が、がん死をしたら」の次の章に掲載しました。

義兄（妻の姉の夫）は、肺がん診断からわずか2カ月弱で亡くなりました。70歳でした。岩手県立宮古高校の古稀のお祝い会の幹事をかってでて、会を成功裏に導いた何日か後に、少し咳が出るとのことで来院しました。胸部に過去には無い異常陰影があり、県立宮古病院呼吸器内科に紹介、肺がんと診断されました。化学療法が選択されましたが急速に進行して亡くなりました。優秀な義兄であり、私の市長時代は、市の課長・部長としていつも支えてくれました。痛恨の極みです。

診断時は元気でも、あっという間に進行するがんを何人も経験しました。「がんの悪性度が高かった」あるいは「個人差・体質」だと言ってしまえばそれまでですが、将来は遺伝子検査などで理由が明らかになることを期待しています。

自身が前立腺がんに罹患したこともあり、昨年逝った、前立腺がんが全身の骨に転移し痛みのために自宅で医療用麻薬を使用していた同年代の友人のことを思い出します。友人と二人で自宅に見舞った際に、振り絞るような声で「会いに来てくれてありがとう」と言われ思わず涙してしまいました。私に血液検査のデータを見せ、笑顔で「どうだい」と訊かれましたが、あまりの異常値に、言葉を失ってしまいました。医師の直感でもう何日ももたないのではないかと思ったからです。ご家族に見守られながら翌日に亡くなりました。最近、がんで亡くなる友人や同級生の訃報を聞くことが多くなりました。寂しい限りです。

がん死ではありませんが、２０１１年3月11日の東日本大震災では、当院にカルテがあった方（震災当日で3万7597人）のうち１３０人が犠牲になりました。当院は、間一髪で被災を免れましたので、震災翌日から診察をすることができました。以来熊谷利信先生（当時院長、現宮古山口病院医師）と共に、ご遺族の方々に寄り添ってきましたが、その無念さや悔しさを決して忘れることはできません。

がんの告知について

私が医師になった頃は、ＣＴや超音波検査も始まったばかりで、その性能も今よりかなり劣っていましたので、早期にがんを発見できることは稀《まれ》でした。当然発見された段階で進行がんが多く、まして手術ができなかった場合も、今のように放射線治療や抗がん剤治療も進んでいませんでしたので、がんと言えばほぼ死の宣告を意味しました。

当時は告知をしないことは普通でした。ほとんどが進行がんの患者さんでしたので、告知をしないことや病状を軽めに言ったりすることは、患者さんや家族に気持ちの負担をかけないためと割り切って診療していたように思います。

今は、病状を考慮したり家族と相談して告知をしない場合も稀にはありますが、基本的に本人並びに家族に告知をしますので医療を提供する側からすると嘘をつかなくてもよいのでだいぶ気持ちが楽になりました。ちなみに、今は、がんと告知して本人の意思を確認しないと治療を始められませんし、がん保険も下りません。

がんの告知については、主に三つあります。一つ目は、「がん（悪性腫瘍）であること」、二つ目は、「不治の病（治療法がない）であること」、三つ目は、「余命の告知（後どのくらい生きれるか）」です。このうち一つ目の「がんであること」については、がんの種類やステージのこともありますが、完治が期待できる場合は、告知することにあまり迷いはありません。二つ目と三つ目は、なかなか言い方が難しく非常に悩みます。ケースバイケースということですが、私の性格的なものもあり、励ます意味も込めて、ついつい軽めに言ってしまいがちでした。

前述の義父のがんが転移した時は、妻と義姉（二人姉妹です）と相談して、義父母には告知をしませんでした。義母はいつも義父に付き添っていましたから、二人とも知らない方が良いのではとの判断からでした。そのため、義父が亡くなった時、義母は心の準備ができていなくて死を受容できず精神的に不安定な日々がしばらく続きました。

告知については、つらい思い出があります。青森県むつ市の一部事務組合下北医療センターむつ総合病院に勤めていた時のことです。地域の基幹病院ですので最後まで看取るのが普通の病院でした。いつも満床で、進行がんの患者さんも大部屋に数人入院しているのが普通でした。当時は告知をしておりませんので全員自身ががんであることは知りません。状態が悪くなると看取りのために個室に移っていただくのですが、ある時、同じ部屋に入院していた3人を個室に移し、立て続けに看取ったことがありました。同室の患者さんたちが主治医（私）に対し疑心暗鬼になったことは言うまでもありません。

がん患者を看取るのに疲れて、命と向き合わなくてもよい厚生省（現厚生労働省）の医系技官（医師免許を有する職員）の採用試験を受けようと思い詰めて勉強したりもしました。

寿命についての告知といえば笑い話があります。母方の祖父は脳卒中で寝たきりになりましたが、ボケてはいませんでした。医者になったばかりの孫の私に福島弁で「義裕（私）、爺ちゃんはあとどのくれー生きれんだべが」と訊かれ、「なに弱気なごどをゆってんだい」と祖父には答えつつ、叔父叔母には「あと2週間ぐらいかな」と答えたらその通りに2週間後に亡くなり、叔父叔母から名医と言われたことがありました。母方の祖母は、前の日まですこぶる元気で、まさしく「ぴんぴんころり」で逝きました。88歳でした。母が7人兄弟の一番上だったこともあり、母方の祖父母にはとてもかわいがられ私が医師になったことを喜んでくれました。

37年前になりますが、伯父（義父の兄）は、肺がんからがん性胸膜炎となり岩手県立宮古病院で亡くなりました。薄々気付いてはいたはずですが本人には告知しませんでした。回診の度に、「周りをずっと観察しているが、今自分にしているこの赤い点滴（抗がん剤です）をした患者で生きて退院した人は一人もいない」と笑いながら言っていました。造船会社の社長で、ユーモアあふれる肝っ玉のすわった伯父でした。

一方、がんの告知をしていくら手術の説得しても、「何もしなくていい。このまま死んでもいい」と言って逝った人も何人か経験しました。

私の父母の世代の人たちは、戦争を体験したからということもあると思いますが、今と違って運命を素直に受け入れあっさりと旅立つ人が多かったように感じます。

告知とは意味が異なりますが、「いつからがんになったのですか」という質問もよく受けます。写真など以前のデータ（他の検診や医療機関から以前のデータを拝借する場合もあります）があればそれと比較し、ある程度推測できますが、初診の場合は難しいのが現実です。

こんなことがありました。幼い子どものいるまだ若い男性で初診でした。腹水も著明でがん性腹膜炎でした。しばらくして生命保険会社の方がみえました。数カ月前に生命保険に入ったばかりであり、その時から既に症状があり（体調不良を自覚していた？）、告知義務に反するのではないかとの質問でした。「本人がその時は元気だったと言っているのならその通りじゃないですか。私のところは初診であり、他医も受診していませんし、腹水を指摘したのは私です。そもそもがんの進展は個人差がありますから」と私は答えました。本人は数カ月後に亡くなりました。保険金は満額下りたと聞きました。

生命保険との関係でいえば「遺伝性のがん」について触れたいと思います。なぜなら事前の遺伝子検査で将来高い確率でがんになることが判るからです。「遺伝性のがん」の、がん全体に占める割合は10％前後と言われていますが、多くの「遺伝性がん」で関連する遺伝子の変異が次々と明らかになってきています。遺伝子の変異が見つかったとしても、必ずがんになるわけではありませんが、高い確率で将来がんに罹患します。

医師になって間もなくのころ、「遺伝性がん」の一つである家族性大腸ポリポーシスの患者さんを経験しました。大腸にポリープが数百から数千個生じ、そこからがんになる病気です。10代からポリープができ始め60代にはほぼ１００％が大腸がんになるとされています。がんを予防するには、早い時期（通常は20歳前後）に全大腸を摘出するしかなく、私の患者さんもその選択をしました。当時は、家族に多発して遺伝することは分かっていましたが、まだどの遺伝子の変異かは分かりませんでした。その後１９９１年に中村祐輔博士（現東京大学名誉教授）によりＡＰＣ遺伝子（大腸がん抑制遺伝子）が発見され、家族性大腸ポリポーシスの70％余りがこの遺伝子変異を有することが明らかになりました。

近年、遺伝性乳がん卵巣がん症候群や遺伝性びまん性胃がんなど多くの「遺伝性がん」で関連遺伝子が次々と解明されています。

「遺伝性がん」を始めとして、がんの診断技術がさらに上がり、例えば「将来何％の確率で何々のがんになる」といったことが判る時代が来た場合、生命保険との関係はいったいどのようになっていくのでしょうか。

ちなみに、がんの原因となる遺伝子の変化に基づいて診断・治療を行う「ゲノム医療」（ゲノムとは、遺伝子を始めとする遺伝情報の全体を意味する言葉。前述の分子標的薬による治療もゲノム医療に入ります）に期待が高まっていますが、一方で個人の権利利益の擁護や尊厳の保持に対応することが求められています。このことに鑑み、国は、「ゲノム医療推進法」（正式名は、「良質かつ適切なゲノム医療を国民が安心して受けられるようにするための施策の総合的かつ計画的な推進に関する法律」）を2023年6月に施行しました。「ゲノム医療推進法」は、原則を示す総論的な法律ですので、現在具体的な施策を推進する議論が活発に行われています。

伴侶が、がん死をしたら

私の趣味と言ったら読書と本屋巡りくらいしかありません。現在、妻は宮古市でブックカフェ「ことの葉」の店主をしておりますが、ここの前身は、2009年に開設した「くまちゃん健康図書室」でした。私と当時金沢大学文学部文学科で哲学を専攻していた長男が集めた本を中心にした配架でしたが、母の死後しばらく精神的に落ち込んだこともあり、生き方や死生学、精神医学の本、並びに長男の哲学の本に偏った図書室でした。2022年3月にリニューアルした「ことの葉」は、児童書や小説などを加え、喫茶や軽食も提供できるようになりました。現在の蔵書数は約1万4千冊です。

東京国際大堀病院を退院後、初めて行った本屋は、以前からお気に入りの神田神保町書店街の東京堂書店でした。そこでたまたま手に取ったのが歌人であり細胞生物学者としても高名な永田和宏先生の著書『寄り添う言葉』(集英社インターナショナル　2024)でした。本書は、永田先生が、がんで伴侶を亡くした直木賞作家の小池真理子氏、国立がん研究センター名誉総長の垣添忠生氏、歌人で仙台文学館館長の小池光氏の３人とたくさんの患者を看取ってきた内科医の徳永進氏とのそれぞれの対談を載せたものです。自身ががんになると、ついついこのような内容の本に目が向いてしまいます。

永田先生自身も伴侶をがん（乳がん）で亡くされていますが、伴侶が不治の病魔（がん）に襲われた時にどう対処したのか、不幸にも伴侶を亡くしたあとどう自らを見つめて来たのか、そして何より、伴侶とはどういう存在なのかをとことん本音で語り合った内容に、多いなる学びを得ることができました。

永田先生と直接の面識はありませんが、私と同じく6人いる盛岡大学の客員教授をされていることで以前より親近感を感じていました。垣添先生には今から12年前にお目にかかりました。２０１２年3月に開催された石川県臨床内科医会総会の特別講演に先生と私の二人が招かれたからです。その際に垣添先生の講演を拝聴させていただきました。私の演題は「津波災害時の医療─開業糖尿病専門医の立場から─」でした。垣添先生の演題は「妻を看取る日」でした。伴侶を看取られた際の激しい心の動きと愛情の深さに心を揺り動かされました。永田先生との対話を読む中で、伴侶をがんで失うということはこんなにもつらく苦しいことなのかと動揺しながら講演を拝聴したことをつい昨日のように思い出しました。

垣添先生の奥さまは小細胞肺がんで亡くなられました。ちなみに小細胞がんは、悪性度が高く転移しやすい特徴があります。2006年3月に最初に見つかった病巣は右肺下葉のわずか径4㍉だったそうです。陽子線治療で病巣は完全に消失して喜んだのもつかの間、9カ月後に右肺門部に1個のリンパ節転移が生じ、化学療法と放射線治療を受けましたが、2007年10月に脳、肺内、肝臓、副腎に多発性転移が見つかり、2007年12月31日に自宅で亡くなられました。

講演を聴きながら、日本のがん診療の第一人者である先生の心情を思った時、同じ医師として居たたまれない気持ちになりました。先生は、最後に「日本では年間約20万人（当時）の人が、がんで配偶者を亡くしている。私の経験を本『妻を看取る日』（新潮社2009年）にしたことでこれだけのたくさんの反応があるということは死別の苦しみ・悲しみに打ち沈んでいる人が世の中にはなんと多いことか」と話されました。

今は当時より更に多くの人ががんで配偶者を亡くしています。本書のテーマの一つでもある「がんサバイバーシップ」の普及啓発がさらに重要になってくると永田先生と垣添先生の対談を読んで改めて考えさせられました。

高橋都先生は、国立がん研究センターの初代のがんサバイバーシップ支援部長ですが、日本初の支援部の設立には、同センターの総長をされた垣添先生の強い意思が働いたのではないかと勝手に想像した次第です。

次の章は夫（義弟、内科医、「二人称のがん死の経験」で記述）を自宅で見送った妹の手記です。

《手記》夫をがんで失って――中畑美代子

亡くなった大切な人のことを、「いいことしか思い出せない」とそういうふうにいうことはよく聞く。私もそうだ。

夫はよき医者であった。「こういうお医者さんに診てもらえたらなあ」という医者がすぐそばにいてくれて、病気の時には夫の持ってきてくれる薬を飲みその指示を仰いだものだ。熱い心は持っている人であったが、言葉数は非常に少なく、冷静で客観的、そして優しい人であった。

62歳になってまもなく夫は、副院長として勤務していた弘前市立病院の定期健診での肺のレントゲン写真を自分でみて「多分、がんじゃないかな」と。胸がギュウっとした。「それはどういう状態なの」と訊いた。夫は「五年かな」、それから続けて「でも五年は生きるんだぜ」と淡々と言った。

呼吸器系の専門病院でいろいろ詳しい検査を受け、やはり肺がんであることがはっきりし摘出手術を受けることになった。判ってから約二カ月後に手術の順番がきて無事摘出手術は成功し、三週間の入院を経て退院した。その後の検査でも転移がなく、抗がん剤の治療もしなくて良いことがわかった時は、本当にうれしかった。

その後また仕事に復帰し、65歳で無事定年退職を迎えた。その後は引き続き同じ病院で週三日午前中の外来を担当しながら日々を過ごした。術後の検診は、初めは三カ月、そして半年ごとになっていった。手術から三年半が過ぎた夏の日、肺の検診を受けて戻ってきた夫は私に再発の事実を告げた。淡々と言いつつも何とも言えないようなあの顔を今でも忘れることはない。自分の死を見つめていたのだと思う。そしてつぶやくように「あと二年かな」と言った。

夫は、たくさんの持病を持っていた。腰椎の一部がつぶれていたし、高血圧、心房細動などもあった。よくそういう状態で医師の仕事を続けていてくれたなあと感謝の気持ちでいっぱいだ。

夫は苦しいとかつらいとかという言葉を口にまったくしなかった。好きなお酒を毎日たくさん飲んで、私に飲み過ぎだと叱れたりしながら、里帰り出産で生まれた女の子の初孫をかわいがり、大人になった3人の娘たちを見守り、そして誠実に医師の仕事をしていた。

肺への転移が判ってからは、放射線照射の治療を毎日通院で一カ月半ほど受けた。その結果、がんは消えてはいなかったが縮小して、それでまたしばらく様子を見ることとなった。それから半年ほどしてまたがんが大きくなってきていることがわかった。担当医の先生から、「オプジーボともう一種類の薬の点滴投与による免疫治療をやってみましょう」という提案があり、まずは一週間ほどの入院、その後は三週間に一度の点滴投与ということになった。夫の身体はこの時点でもうかなりボロボロだったように思う。初めの一週間程の入院の時は、コロナ禍の真っ最中であり、全く付き添いも面会もできなかった。そういう時であったので仕方がなかったことかもしれないが残酷なことだったと今でも思っている。

その免疫療法は一年くらい続いた。ノーベル賞を受賞された本庶佑氏の最新の治療を受けられる。私は希望を持った。夫も希望を持っていたと思う。副作用もほとんどなく家でゆっくりしながら、三週間に一度の治療を受けた。この治療を受けることができたことは今でも感謝している。でも家で日に日に夫は弱っていった。

亡くなる前の二カ月くらいは好きだったお酒も飲めなくなった。主治医からの入院の勧めに対し、夫はかたくなに断り入院をしなかった。家で最期を迎えると決めていたのだ。４月になり、また生後８カ月になった初孫も東京からやってきた。にぎやかな日常の中で家族の声を聴きながら夫は過ごしていた。

医者だから、病院での最期は知っていたと思う。特にもコロナ禍での病院での最期は迎えたくなかったのではないか。かなり弱ってきたけれど、「来週また点滴で通院だね」と言うとうなずいていた。食事を摂るのが困難になってきていたので「お粥にしたよ」と言うと、うれしそうな顔をした。口に運んであげたら「しょっぺ」って、「ごめん、塩かけすぎた」。そしてまた少しお粥を口に運んだ。こんどはＯＫだったみたいだ。でもその時急変した。えっ。名前を呼び、抱きかかえた。ちょうどゴールデンウイークの連休で３人の娘たちもみんな家にいた。本当に驚いて、みんなで泣きながら「父ちゃん、父ちゃん」と呼び、救急車が来て病院へ行き、亡くなったことが告げられた。死亡時刻は、２０２２年5月3日9時40分、68年6カ月の人生だった。

主治医の先生が、「私とは、比べものにならないくらい立派な先生でした」って言ってくださった。

まだコロナ禍であり、周囲へのお知らせもほとんどしなかったが、夫と関わりがあったであろうと思われる方たちが大勢斎場に弔問に来てくださった。400人を超える人であった。近しい人以外はお焼香のみのコロナ禍での葬儀だったが、斎場の外を見ると看護師さんたちがおいおい泣いてくださっていたり、遠くからお別れに来てくれた友人知人がたくさんいた。

医者として多くの死を見てきた夫は、自分の死に対しても冷静でいようとしたように思う。持病がたくさんあったのでどのような死を迎えてもおかしくはなかったが、確実に死ぬと分かった肺がんを自分で診断してからは、自分の死に対してどんな気持ちでいたのだろうか。

夫と一緒の時間をもっと過ごしたかったなあと悔やまない日はない。素敵な夫だったなあ。「夫がどんなふうに生きていたか」というそのことが、日々私に語りかけてくる。

どこでどのように最期を迎えるのか

人はいつか必ず死にます。逝き方として誰もが、私の父や母方の祖母のように「ピンピンコロリ」すなわち「亡くなる直前まで元気で長生きし、自宅で苦しまないでぽっくり逝きたい」と思っているはずです。しかしながら、多くの患者さんを看取ってきた私から言うと、なかなかこのようにはならないのが現実です。

何度かお会いしたことがある評論家の樋口恵子先生（高齢社会をよくする女性の会理事長、東京家政大学名誉教授）は、「ピンピンコロリ」とはなかなかいかず「ピンピン・ヨタヨタ・ヘロヘロ・ドタリ」となるとの名言を残しています。日本癌学会会長や岐阜大学学長を歴任された黒木登志夫先生は、近著の中で、理想の死に方として「ピンピンコロリ」ならぬもう少し「ゆっくり死」の「ピンピンごろり」という言葉を考案し勧めています。「ごろり」として過ごす最後の時間が人生を豊かにしてくれるというのです。経験豊かなお二人の先生の言葉は、味わい深いですね。

医師で小説家の久坂部羊先生のベストセラーの著書『人はどう死ぬのか』（講談社　2022年）は、在宅診療医として数々の死を看取った著者にしか書けない「死に方」の教科書ともいえる実に示唆に富む内容です。先生は著書の中で次のように言っています。「がんで死ぬ時は、無理に治ろうとしないことです。がんを根絶しようとすると、過度の治療を受けて副作用で苦しんだり、場合によっては逆に命を縮めてしまったりします。過激な治療ではなく、程々の治療で様子を見て、治療の効果より副作用の方が大きくなったら潔く治療を止める。治療に執着していると、折角の残された時間を、つらい副作用で無駄にする可能性が高いです。上手に死ぬというふうに発想を変えれば治療の中止も大いに好ましい選択であることがわかるでしょう」と。私も大いに腑に落ちました。ぜひ一読をお勧めしたいと思います。

２０２２年に亡くなった人の死亡場所（厚生労働省統計）で、最も多いのが病院であり64・５%、次いで自宅が17・４%、その他が老人ホームなどとなっています。自宅で亡くなった人が17・４%というのは過去一番高い割合です。２０００年以降、自宅で亡くなった人の割合は13%前後で推移していましたが、コロナ禍で、病院や高齢者施設での面会制限が続いたり入院できなかったりしたことが主な理由と考えられています。

なお病院での死亡場所には、「ホスピス」も含まれます。ちなみに「ホスピス」とは、終末期のさまざまな痛み、つらさなどをやわらげ、できるだけその人らしく穏やかに過ごせるようにするための医療のことを指し、がんに限っているわけではありません。日本では、「ホスピス」について、施設を含めていう場合が多いようです。「緩和ケア病棟」をホスピスと呼ぶこともあります。

ホスピスは、1970年代に大阪市の淀川キリスト教病院の柏木哲夫先生（現同病院理事長、大阪大学名誉教授）を中心に始められ、1980年に入り、浜松市の聖隷三方原病院に日本で初の「ホスピス」が誕生しました。特定非営利活動法人日本ホスピス緩和ケア協会によると、2023年7月31日現在、緩和ケア病棟入院料届出受理施設（ホスピス緩和ケアを専門的に提供する病棟）は全国で463カ所に達します。

自宅で最期を迎えたいと希望する人は多い（私もそうです）のですが、難しいのが現実です。医療、看護、介護、ボランティア団体との連携のもと、地域ごとに終末期医療の体制を早急に整えることが求められていますが、なかなか進んでいません。もちろん、全国には、在宅医療が進んでいる地域が存在しますが、そこには必ず在宅医療に情熱を持っている医師の存在があります。

がんの患者さんも、在宅で気兼ねなく最期まで過ごしたいと希望する人が非常に増えてきています。今は、がん末期の場合、40歳以上であれば介護保険も利用できますので、地域資源があればの話ですが、医療保険と介護保険をうまく組み合わせることによって、患者さんの望むかなりのことができるようになりました。

苦痛を緩和する医療や技術も進み、一番気になる疼痛《とうつう》管理に関しても、在宅で医療用麻薬（モルヒネなど）や鎮痛剤が積極的に使用されるようになっています。ただし在宅でのがん医療も、前述のように地域格差が著しく、在宅で看取りまで希望しても、対応する医療機関に大きな負担（24時間対応など）がかかるなどの理由から、思うように体制整備が進んでおらず大きな課題になっています。

その裏付けとして実は、あまり知られてないことですが、自宅で亡くなったとしても、私の父のように警察による検死となるケースが非常に多いのです。病院以外で亡くなった方の半数以上が警察による検死になっているとも言われています。私のこれまでの検死の経験からも頷ける数字だと思います。

最初に書いた死亡診断書

私は、大学卒業後、母校の弘前大学医学部第3内科（現代謝内分泌内科）医局に入り附属病院の医師となりました。医師になって最初に入院で担当した患者さんは、首から下が麻痺した50代の男性でした。外科的切除ができなかった頭頸部の悪性腫瘍に対して、放射線治療を受けた後に放射線脊髄炎を発症した患者さんです。脊髄にも放射線が照射されたことが麻痺の原因でした。症状は、外傷時に生じる脊髄損傷と同じ状態です。現在は、放射線治療はかなり進んでおり、がん患部以外には放射線をかけない工夫が進んでいますが、当時は、まだ難しい状況でした。

その患者さんが亡くなられた時に医師として初めて死亡診断書を書きました。ご家族の承諾も得られ、病理解剖をさせていただきましたが、病理標本では頸部の脊髄が広汎《こうはん》に壊死していました。新米医師にとって放射線の恐ろしさを身に染みて感じた貴重な経験となりました。

　現在は制度が変わり、医学部卒業後2年間の臨床研修が義務付けられており、大学附属病院よりも市中の病院で研修をする医師の方が圧倒的に多いのですが、私が卒業した頃は同級生の約6割は医学部附属病院に残りました。残りの4割もほとんどが出身地の大学の医学部附属病院に勤めました。当時弘前大学は2期校でしたので、1期校の医学部を落ちた学生あるいは1期校を滑り止め（医学部以外）に合格した学生が全国から集まっていました。今と違って青森県出身者が占める割合は1割ほどでした（現在は将来青森県に残ることを誓約する地域枠があるので多い学年では半分近くを占めるようです）。又、私たちの学年にも他大学中退者（自分もですが）が結構いましたし、北海道よりも九州出身の方が多かったです。そのおかげで全国津々浦々に個性豊かな友人を持つことができました。

　ちなみに、最後に書いた死亡診断書（検死でしたので死体検案書になります）は、90代の男性でした。宮古医師会では、宮古警察署との提携の下に医師会員が休日に交代で死体検案を実施しています。その日、当番だった私が、警察署に呼ばれて行って見ると私が大変お世話になった方でした。特に不審なところはなく老衰と診断しました。昭和三陸大津波、チリ地震津波、今回の東日本大震災大津波を経験され親戚同僚を津波で失いながらも生き残った方です。長い間、漁業界で活躍された風格のある立派な方でした。三陸の漁業の歴史を教えていただいたり、特別に定置網漁に同行させてもらったりと大変お世話になりました。

今の法律では、自宅や医師が常駐していない施設等においては、24時間以内にかかりつけ医による診察を受けており、かつ死亡の際にその医師が来てくれない限りは、事件性を否定できない、ということになり警察が関与しての死体検案になります。「二人称のがん死の経験」のところでも書きましたが、父も死体検案となりました。

検案では、一般に脳脊髄液や心臓内血液等を採取するのですが、ご遺体に針を刺しますのでいつも申しわけない気持ちになります。

話はそれますが、初めて遺体を見たのは、小学生の時で、父方の祖父でした。しばらく寝たきりで自宅で亡くなりました。当時はまだ土葬であり埋葬に初めて立ち会いました。祖父は、若い頃20年近くアメリカ合衆国で鉄道技師などをしていた人です。「あんな大国と戦争をして余りにも無謀だ、日本は必ず負ける」と子どもたちにいつも言っていたそうです。

欧米では、今でも土葬が主流です。キリスト教徒が多く、死後の復活が信じられているため「遺体を焼くと復活できない」という考え方があるためとも言われています。以前オーストリアの首都ウィーンにある中央墓地を訪れ、ベートーベン、シューベルト、ヨハンシュトラウス2世、ブラームス等のお墓参りをしたことがあります。クラシック音楽が好きな私は、彼らが墓碑の下に埋葬されていると思うと感慨深いものがありました。

伯父一郎（祖父の長男）と父太郎（次男）は、戦争に行きましたが幸運なことに生還しました。三男が耕一、四男が耕二で子ども心にも、一郎、太郎、耕一と長男の名前が3人に付いていて不思議でしたが、祖父がそのように名付けたのは、長男も次男も戦死してもいいようにとのことのようでした。理由が分かったらとても悲しい話でした。祖父は、おっとりしていてユーモアがありました。前述の祖母とは従兄妹同士の結婚でした。

骨髄バンク登録の経験

今回のがん罹患で、自身が骨髄バンクに登録していたことを思い出しました。

白血病をはじめとする血液のがんや再生不良性貧血などの血液疾患に対する非常に有効な治療法として骨髄移植があります。骨髄移植には、患者本人の造血幹細胞（赤血球、白血、血小板などすべての血液の元になる細胞）を用いる自家移植と、ドナー（提供者）の造血幹細胞を患者に移植する同種移植があります。同種移植では、ドナーと患者の間で、白血球の型であるヒト白血球抗原（HLA）の一致度が高い方が免疫応答（非自己を排除するなど）の点から移植の成功率が良いとされます。HLA型は両親から半分ずつ受け継ぐので、兄弟であれば4分の1の確率で、一致します。親（または子）と一致する確率は約30分の1と言われています。他人同士の場合の一致する確率は、数百人から数万人に1人です。

市長在任時に、骨髄バンクのドナー（提供者）登録を呼びかけるキャンペーンイベントがあり、来賓として出席し、参加者に協力を依頼するあいさつをしました。自身が登録しないで協力を呼び掛けるのは、信義に反するとの思いから、その場で私も登録したのでした。46歳の時でした。

ＨＬＡ型が患者さんのＨＬＡ型と近い場合は、ドナーとしての依頼が来るわけですが、その先に患者さんの命があることを考えると、むげに断るわけにはいきませんし、実際に依頼があった場合は大いに悩んだはずです。

ドナーの提供方法には、骨髄移植と末梢血幹細胞移植の二つがありますが、前者で４日ほど、後者で5日から7日ほどの入院が必要になりますので、当然市長職務代理者を立てなければなりません。なお本州四端サミット（北から青森県大間町、岩手県宮古市、山口県下関市、和歌山県串本町）でお付き合いのある元下関市市長の江島潔さん（現参議院議員）は、現職中にドナーとしての依頼があり市長職務代理者を立てて骨髄を提供したとのことでした。

骨髄提供の場合は、全身麻酔下で骨盤付近にある腸骨から骨髄液を注射器で、体重に応じて通常４００㏄から１２００㏄を採取します。全身麻酔ですので、合併症は皆無ではありませんし、骨痛などがあるとされます。

公益財団法人日本骨髄バンクによると、現在、2千人近くの患者さんがドナーを求めており、50万人以上のドナー登録者がいるとのことです。適合の確率が非常に低いことや、適合しても諸事情で辞退される方も多いのでさらに多くの方の登録が必要であり、特にも若年層のドナー登録が非常に少ないことが深刻な課題となっています。また日本のドナー登録は54歳以下限定となっていますので、毎年2万人くらいの方がドナー登録から外れることも判っており、今後10年で20万人ほどが外れてしまう計算になります。これも大きな課題になっています。

私も結局、適合者がいなかったようで連絡はなく、55歳で登録者から外れました。不謹慎な言い方ですが、申しわけない気持ちの中にも、ホッとしたことを思い出しました。

ちなみに、骨髄及び末梢血幹細胞を提供したドナーのための助成金制度が全国の地方自治体、民間団体で導入されています。助成を行っている市区町村は、2024年9月30日現在で1049、同じく都道府県は2024年6月30日現在で38となっています。

なお助成内容は、各自治体、団体により異なりますが、ドナーに対する助成は、1日

2万円（最大7日）、ドナーが勤務する事業所に対しては、1日1万円（最大7日）というのが多いようです。

健康日本21（第三次）とがん対策基本法

厚生労働大臣は健康増進法（2002年制定）に基づき、国民の健康の増進の総合的な推進を図るための基本的な方針を定めるものとされており、この方針の下で、2024年度から「二十一世紀における第三次健康づくり運動（健康日本21（第三次））」が、「健康日本21（第二次）」から引き継ぐ形でスタートしています。健康日本21は、いわばわが国の健康に関する最高指針ともいえます。この中で、「がんは、我が国の主要な死因であり、禁煙等の生活習慣の改善を通じた予防等に取り組むことで、罹患率・死亡率の減少を目標とする。加えて早期発見を促すために、がん検診の受診率の向上を目標とする」とうたっています。

私も、「健康日本21（第二次）」の厚生労働省厚生科学審議会策定専門委員会の委員として首長経験者並びに医療系大学の教員の立場から本計画の策定に関わりました。発言で特にこだわったのが、地方自治体の役割の重要性でした。「健康日本21（第二次）」では、都道府県と市区町村の役割や数値目標が明記されましたが、「健康日本（第三次）」でも地方自治体の役割が重要とされ施策が更に具体的に示されています。

わが国のがん対策は、「がん対策基本法」が2006年に成立したことを受け、翌年の2007年に「第1期がん対策推進基本計画」が策定され、現在は2023年3月に策定された「第4期がん対策基本計画（2023年度から2028年度までの6年間）」にのっとって事業が行われています。「誰一人取り残さないがん対策を推進し全ての国民とがんの克服を目指す」という全体計画の下、「がん予防」、「がん医療の充実」、「がんとの共生」の3本柱にて施策が推進されています。

「がんとの共生」については、「がんになっても安心して生活し、尊厳を持って生きることのできる地域共生社会を実現することで、全てのがん患者及びその家族等の療養生活の質の向上を目指す」と明記されています。そして具体的な施策として、（1）相談支援及び情報提供、（2）社会連携に基づく緩和ケア等のがん対策・患者支援、（3）がん患者等の社会的な問題への対策（サバイバーシップ支援）①就労支援について、②アピアランスケアについて、③がん診断後の自殺対策について、④その他の社会的問題について、（4）ライフステージに応じた療養環境への支援　①小児・AYA世代について、②高齢者について――を上げています。

「がんと折り合いをつけて生きる」ために「がんとの共生」は今後益々重要になっていくことを国の施策から改めて読み取った次第です。

「朝日がん大賞」受賞者との思い出

「朝日がん大賞」は日本対がん協会の特別賞として、朝日新聞社の協力で2001年に創設されました。がん征圧に向けて優れた実績を上げて社会に貢献し、かつ第一線で活躍している個人・団体を顕彰する権威ある賞です。これまで18人の個人と6つの団体が受賞しています。

第一回（2001年）の記念すべき受賞者は、東北大学大学院医学研究科腫瘍外科学教授（当時）の大内憲明先生（現東北大学名誉教授・元医学部長）でした。「マンモグラフィ検診が、乳がんの早期発見と死亡率減少に結びつくことを証明し、２０００年度（平成12年度）から、乳がん検診の国の指針にマンモグラフィ検診を導入することに貢献した」というのが受賞理由です。

大内先生は、福島県立福島高校の3年3組の同級生で、東日本大震災時の福島第一原発事故で全村避難となった飯舘村の出身です。当時は福島市に下宿して通学していました。昔からとても優秀な頑張り屋で「飯舘村の神童」と言われていたのも頷けます。同じ3組からは、大内君と私も含め８人が医学部に進みましたが、うち一人は5年前に亡くなりました。切磋琢磨《せっさたくま》しながら過ごした高校生活が懐かしいです。

宮古市長の時に、大内先生を宮古市に招き、健康推進委員を対象にがんの話をしてもらったことがありました。講演の最後に、私と隣同士で写った高校の卒業アルバムを見せながら高校時代の思い出を楽しそうに話してくれました。とてもうれしい瞬間でした。日本の乳がんの早期発見に多大の貢献をされた先生は女性の恩人であり私たち高校同期の誇りです。

第2回（2002年）の受賞者は、弘前大学生涯学習教育センター助教授（当時）の斎藤博先生（現青森県がん検診管理指導監兼青森県立中央病院医療顧問・元国立がん研究センター社会と健康研究センター検診研究部部長）でした。「便に含まれる人間の血液を特異的に検出する免疫学的便潜血検査を研究、大腸がんマス・スクリーニングのための検査法を完成させた。この方法による大腸がん検診の有効性を検証し、検診システムの確立、普及に実績を上げた」というのが受賞理由です。

斎藤先生とは、1980年4月から半年間、秋田県の大館市立総合病院第2内科で一緒に仕事をしました。斎藤先生は弘前大学医学部第一内科から、私は同第三内科からの派遣医師でした。非常に忙しい病院でしたので、共に20代で若かったこともあり寝食を忘れて仕事をしたことが懐かしく思い出されます。二人で食事をしたり飲みに行ったりしましたが、当時から斎藤先生は、「人の血液にしか反応しない便潜血反応を絶対に確立してみせる（当時の便検査では肉や魚の血液にも反応していましたので、偽陽性が多い）」と話していて、彼のエネルギーにはいつも圧倒されました。その後、弘前大学に戻りその通りの研究成果を上げ、たくさんの大腸がん患者を救った斎藤先生と一緒に仕事ができきたことをとても誇りに思います。なお大館市立総合病院第2内科科長の川部汎康先生（現社会福祉法人青森社会福祉振興団みちのくクリニック院長）からは、胃内視鏡、大腸内視鏡、内視鏡的逆行性胆道膵管造影などを教えていただきました。

「朝日がん大賞」と言えば、直接の面識はありませんが、科学的に計画された臨床試験の重要性を証明し２０１４年に受賞（第14回）された故大橋靖雄東大名誉教授は、福島県立福島高校の２期後輩です。卓越した研究業績は今日のがん研究に多大の貢献をされましたが、残念ながら２０２１年に67歳で逝去されました。母校の誇りでした。

コロナ禍とがん検診

私は、岩手県第1号の日本感染症学会認定医（現専門医）です（ただし市長の仕事が忙しく更新手続きを怠ったため今は専門医を名乗れませんが）。今回の新型コロナウイルスによるパンデミック（世界的大流行）は驚きの連続でした。当初（中国の武漢で感染が起きていると発表された頃）はまさかこのような事態になるとは、夢にも思いませんでした。

２０２３年12月末までの新型コロナによる日本の累計死亡数（２０２０年１月15日に国内で感染者が確認されて以来の累計）は、10万５９５０人（厚生労働省人口動態統計にて）、２０２４年１月７日時点での、世界の累積死亡数は、７０１万２９８４人（世界保健機関＝ＷＨＯ＝疫学最新情報にて）となっており、２０２０年３月11日のＷＨＯのパンデミック宣言から既に４年以上が経過しましたが、感染の終息はまだ見えていません。

医療者の間では、今回のコロナ禍では、うつ病と骨折と進行がんの三つが増えたとよく言われます。うつ病と骨折については、コロナ禍で生活環境が一変したので、臨床経験からも感覚的に私もそうだと思いますが、はっきりしたデータは見たことがありません。しかし、進行がんに対しては、数値としてデータが報告されています。

がんが増えた理由は、コロナ禍によってがん検診の受診者が減ったことがあると考えられています。検診以外で発見されるがんは、一般に症状が出てから見つかるため、病状が進んでいることが多いからです。国立がん研究センター検診研究部は、コロナ禍真っただ中の2021年の大腸がんの発見時のステージ（病期）が、0期やⅠ期の早期がんの割合が減っていたと発表しました。ちなみに大腸がんは女性で死亡数が最も多いがんです。このような傾向は、他の部位のがんでも、いくつかの医療機関が報告しています。

公益財団法人日本対がん協会によりますと、2020年に自治体が実施したがん検診の受診者は、コロナ禍前の約3割減、2021年も1割減だったとのことでした。なお新型コロナ感染症が、2023年5月に2類から5類に移行されてからは、がん検診の受診率はコロナ禍前に少しずつ戻りつつあるとのことです。

公益財団法人岩手県対がん協会によりますと、岩手県地域胃がん検診受診者は、2019年の8万8534人から、2020年7万8621人（2019年比11％減）、2021年8万2450人（2019年比7％減）となっており、現在もコロナ禍以前の受診数には戻っていないとのことです。

都道府県や市区町村は、コロナ禍で前の検診からの期間が開いている場合は、積極的な受診をと呼び掛けています。

最近、地方自治体によっては、5大がん検診（胃がん、子宮頸がん、肺がん、乳がん、大腸がん）に加えてこれら以外のがん検診、例えば前立腺がんのＰＳＡ検査や膵臓がんの超音波検査などを実施するところも出てきております。ただ予算と人手がかかるため、首長の決断や医師会との調整など難しい課題が多くなかなか進まないのが現実です。

がん検診には、偽陰性（がんを見逃してしまうこと）、擬陽性（がんの疑いと判定され精密検査を行ってもがんが発見されないこと）、過剰診断（生命を脅かさないがんを発見すること）、放射線被ばく等の問題はありますが、最大の目的は、何といっても早期発見、早期治療であることは言うまでもありません。検診を巡る諸課題については、後述する公益財団法人岩手県対がん協会専務理事の村上晶彦医師との鼎談《ていだん》に詳しく掲載されています。

「よりそいホットライン」へのがんに関する悩み相談

「よりそいホットライン」をご存じでしょうか。「よりそいホットライン」は、２０１１年３月の東日本大震災を契機に、被災者支援を目的に設立された、私が代表理事を務める一般社団法人社会的包摂サポートセンターが開設した無料電話相談です。岩手、宮城、福島の被災3県を対象に、2011年10月から1回線だけで開始しましたが、2012年3月からは、厚生労働省・復興庁の補助金を得て、全国に相談対象を広げました。

現在は、25回線に拡大し、365日24時間体制で相談を受けています。1日の電話数は約3万コール、年間約20万件がつながるわが国最大の無料電話相談に発展しました。それぞれ相談テーマとして、「暮らしの困りごと、悩み」「外国語による相談」「DV・性暴力」「性別の違和感や同性愛」「自殺」「広域避難者支援」「若年女性支援（被災3県のみ）」を用意しています。

全国1700の団体と連携し、約80人のコーディネーター、約千人の相談員が毎日対応しおり、外国語による相談も10カ国語以上で可能です。また、若年層を考慮して、メールによる相談、チャット相談、メタバース（インターネット上の仮想空間）なども積極的に導入しています。

「よりそいホットライン」を始めて13年、いろいろとありましたがこれまで何とかやってこれたのも多くの皆さんのご支援のお陰です。特にも仕事の内容が、内容だけに法律的なアドバイスは必須であり、当法人の顧問弁護士である早稲田リーガルコモンズ法律事務所代表弁護士の河崎健一郎先生はじめ先生方に心より感謝申し上げます。

以下は、２０２４年３月末に厚生労働省に提出した２０２２年度の報告書の私の巻頭言です。


２０１２年３月から年中無休の電話相談をやらせていただいています。振り返ると、創意工夫を尽くしてきたという思いがあります。

この12年間、私たちは、フリーダイヤルという機能を使った相談支援のスキルの開発を続けてきました。同時に、オンラインの相談ツールの開発も、掲示板、チャットルーム、ＳＮＳ相談、そしてメタバースを使った居場所と進化させてきました。

私の知る限りでは、このように対象が広く、また、セクシュアルマイノリティや女性・外国人等、社会のマイノリティへの専門性が高く、24時間３６５日稼働していながら、変化し続けている相談窓口は我が国にはないだろうと思います。

私事ではありますが、昨年から少し時間ができたので、全国のセンターを回らせていただきました。そこで、各地の実践に触れさせていただいて、今後のよりそいほっとラインの支援のあり方を考えてきました。

私自身も東日本大震災の被災地に住んでいますので、被災者支援の終わりのなさは、実感としてわかっています。そこを踏まえて、これからのほっとラインは何に取り組んでいけばいいのか。全国を回っての思いの一つは、「次世代の若者への支援の重要性」でした。そのことに焦点を当てた被災地・広域避難者若年層の実践調査プロジェクト報告を是非ご一読ください。

これまでも、よりそいほっとラインは若年層に焦点を当てた支援に取り組んできましたが、先日は仙台でメタバースの居場所を見学して本当に感動しました。ここに、明日への道標があるという感想を持ちました。被災体験を持つ次世代の皆さんへのサポートは、今日本を覆っている「社会的な災害」ともいうべき虐待や暴力や貧困などに直面する若年層へのサポートと相似形をなすと考えます。被災者支援はすべての人の支援に通じるはずです。

これからも、ホットラインは進化を続けていきたいと思います。試行錯誤は、現場あってこそのものです。1日も休むことなく相談対応を続けてくださっている相談員やコーディネーターの皆さんの努力に深く感謝します。
連携団体の皆様、厚生労働省の皆様、委員の皆様にも日頃のご支援ご協力に心より御礼を申し上げます。今後は、私たちの寄り添い型の支援の質と規模の拡充に着目してプロジェクトを設置して取り組もうと考えております。これからも、私たちの取り組みへの御指導御鞭撻をお願い申し上げます。
２０２４年3月吉日
一般社団法人社会的包摂サポートセンター　代表理事　熊坂義裕

「よりそいホットライン」への相談は多岐にわたります。今回、当法人の遠藤智子事務局長にがんに関係する悩みを相談票から抽出してもらいました。以下に、同局長のコメントを掲載します。

「がんに関係する悩みは毎年、全体の件数の2％前後（年間4千件ほど）ありますが、相談員に医療の専門家はほとんどいませんので、傾聴が中心になります。深刻な相談も結構来ており、どこに相談していいか分からず、「よりそいホットライン」に電話をしてきたものと思います。以下に3例ほど紹介します（ちなみに個人が特定できないように個人情報に配慮して加工しています）。

◇　◇

《1例目》60代女性

数カ月前にがんと診断され余命数カ月から数年と宣告された。予想外のことで天国から地獄に突き落とされたような気持ちだった。女手一つで娘を育て、商売もして家も買い、大学も出した。娘にとことん尽くしてきた。何もかもどん底。人生虚しい。数週間前に手術をしてストーマをつけた。やるだけのことをやってこれからゆっくり落ち着いた生活ができると思っていたのに…。自殺もいいなと思う事がある。

《2例目》40代女性

両親が亡くなる前に、自分が乳がんになり治療しながら父親の介護をしてきた。父は病気だったので亡くなる覚悟はあったが、母も父を追うように亡くなってしまった。手術の影響で右手が麻痺《まひ》し思うように仕事ができない。両親が亡くなり生きる意味が分からなくなってしまった。治療にはお金もかかるし治療の意味があるのかと考えてしまう。友人はおらず近所とも付き合いはなく、悩みを聞いてくれる人も誰もいない。兄が遺産の管理をしており当初はお金を入れてくれていたが、今は仲が悪くなり入れてくれないのでお金が足りない。家も出ていけと言われている。

《3例目》30代女性

数カ月前に父ががんで亡くなった。自分が看病し自宅で亡くなった。まだ60代だった。母は自分が中学生の時に亡くなっている。姉がいるが、連絡を取り合っていない。友達付き合いも苦手。親戚との付き合いもない。四十九日法要までは、やることが多かったが、今は誰かに今の気持ちを聴いてもらいたい。高校中退後はずっと家にいて家事をやっていて仕事はしたことがない。父の遺産があり当面は金銭の心配はないが、いずれは働かないと食べていけないので将来が不安である。ストレスを感じやすく持病である難治性の消化器疾患の悪化も心配。

◇　◇

「よりそいホットライン」には毎日このような相談が寄せられます。相談員は、精一杯対応していますが、がんに関係する相談内容は、「よりそいホットライン」だけでは、解決が難しいケースがほとんどですし、がんに関係する相談はつなぎ先が非常に限られるのが今の日本の現実です。「よりそいホットライン」への相談状況からも、日本は「がんサバイバー」への寄り添いが、まだまだ十分ではないと指摘せざるを得ません。

「ういケアみなと」を訪問して

2024年6月5日に、高橋都先生がアドバイザーを務める港区立がん在宅緩和ケアセンター「ういケアみなと」を妻と二人で訪ね、高橋先生並びに施設長の南塚恵さん（看護師）にお話を伺いました。「ういケア」には、うい（We、われわれ区民のこと）が、がん患者や家族をケア（Care）するという意味が込められており、がんと共に生きる人々とその支援者のための「第三の居場所」を目指しているとのことです。ちなみに第一は病院、第二は自宅です。

事業内容のコンセプトは、「個別相談・電話相談（無料）」、「情報を得る」、「学ぶ」、「集

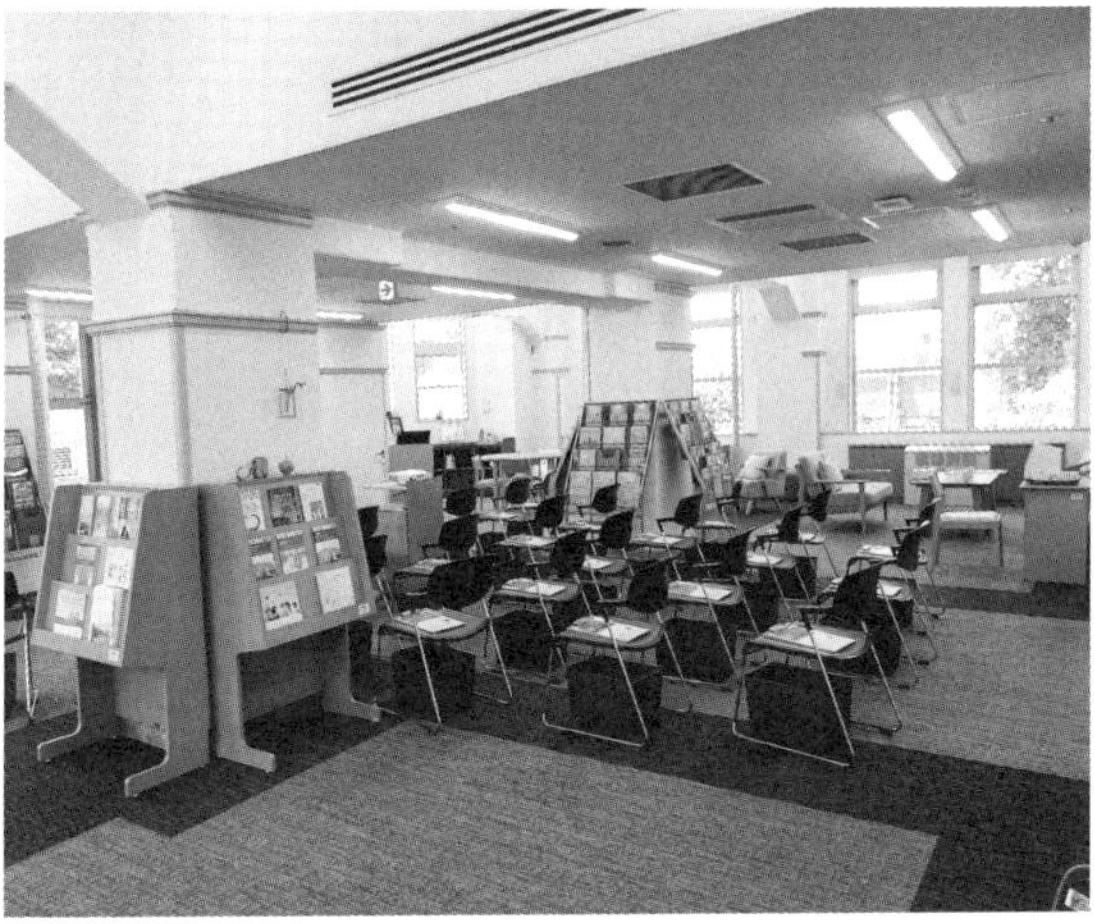

がんとともに生きる人々と支援者のための「第三の居場所」を目指している東京都港区の「ういケアみなと」

う」、「なにもしない」です。

「個別相談・電話相談」は、がんに関する相談窓口で、医療的な悩みだけでなく、アピアランス（外見）ケアや治療と仕事を両立するための個別相談、療養生活の中での困りごとや誰にも話せない心の辛さなどの相談に、看護師や医療ソーシャルワーカーや社会保険労務士などが対応しています。「学ぶ」は、がんと生活のセミナー、ウェルネスセミナー、栄養セミナー、がんに罹患した時に活用できる制度の基本を学べるセミナーなどを各分野の専門家を講師に招き学びます。「集う」はがんを患った人やそのご家族対象のプログラムに加え、子どもから大人まで誰でも参加できる交流イベントを開催しています。私たちが訪ねた日も、懇親会を含めた交流イベントを開催していました。「なにもしない」は、相談が無くてもどうぞいらしてくださいというスタンスです。「くつろぎカフェ」もあってとても良いと思いました。

見学をしてまさに「目から鱗」の心境になりました。自治体が運営するこのような施設は、「ういケアみなと」の他に日本にもう1カ所しかないそうです。

「ういケアみなと」は港区にある東京慈恵会医科大学の経営母体である学校法人慈恵大学が指定管理者として運営していますが、港区の恵まれた環境が素晴らしい活動につながっていると思いました。

介護保険の「地域包括支援センター」のような、いわば「がん包括支援センター」だと感じました。

自身の経験から感じた大切なこと

これだけがんになった人がたくさん暮らしているにも関わらず、がんになった本人は、家族や職場や地域社会とどう折り合いをつけたらよいのか、逆に周囲は、がんになった本人とどのように接していけばよいのか、よく分からないというのが今の日本の現状ではないでしょうか。

これらの問題を解決していく研究分野が、「がんサバイバーシップ学」です。しかしながら日本は、がんの診断・治療は世界のトップレベルであるにも関わらず、がんサバイバーシップへの取り組みはまだ始まったばかりと言わざるを得ません。このことへの懸念が高橋都先生との鼎談を思い立った理由です。

「よりそいホットライン」にも、がんに関わる相談が結構多いことが今回の調査分析で判明しました。この分野の相談対応も、これから力を入れていかなければならないと思った次第です。

また、近年、コロナ禍の影響もあり、がん検診を受ける人が減少しています。検診を受けるかどうかは、もちろん本人の自由意思に委ねられますが、検診受診率の減少は、がんの早期発見が減ることに直結します。もちろん定期的に検診を受けていても進行がんが見つかることがあり、私も日常診療で度々経験してきました。これらのことに対する医師としての思いが、村上晶彦先生との鼎談を希望した理由です。

介護保険制度の設立や制度の定着、「介護の社会化」に向けて、ケアマネジャー資格を有し主治医意見書も書ける、全国で唯一の地方自治体の首長として、国の審議会や全国市長会等を通じて活動したことを思い出します。制度の創設期は家族介護がまだ根強く残っていた時代でしたが、今は「介護の社会化」は当然の流れになったと感じています。

ニュアンスは異なりますが、がんサバイバーにとっても社会の理解がもっと進み（がんサバイバーの社会化？）、「ういケアみなと」のような社会インフラが全国にたくさん整備されるべきと感じます。これらのことによって、がんを身近に感じ、がん検診に対する理解もおのずと進むのではないでしょうか。


手術後最初に受診した5月14日の大堀先生の診察の際に、「今日、先生から病理診断結果をお聴きし、もう少し時間を与えられそうなのでこれから何か世の中の役に立てることをやってみようと思います」と話しました。大堀先生からは、「ぜひやってください」と温かい励ましの言葉を賜りました。

アフガニスタンで凶弾に倒れた尊敬する中村哲先生の言葉『人が生きて、死ぬことの意味を、日本人は忘れているんじゃないかという気がするんですね』、そして精神科医で著述家の故神谷美恵子先生の言葉『「いつ死ぬかわからない」という思いにつきまとわれていれば、毎日の生命をたいせつに生きる心も自然に湧いてくる。他人の生命も一層たいせつに思えてくる。この広大な宇宙の中で、たまたま、時と所を同じうして生れあわせたことの「縁」は並々ならぬものだ、と思えてくる。その人たちと力を合わせて、あとからくる人たちために、少しでも美しい世を残したいという気持ちも起ってくるのではないだろうか。いったん死を覚悟すれば、ものの価値判断も変ってくる。なるべく価値あることに自分の生命を使いたいという気持ちだけは、たしかに出てくる』を噛み締める毎日です。

寿命が許されるならば、私も見えてきた課題について微力ではありますが努力したいと思います。がんに罹ってはいるけれども死なない人が、今後ますます増える社会になっていくわけですから、「がんと折り合いをつけて」もっともっと生きやすい日本社会になることを期待します。

鼎談　Part1

がんと共に生きる

熊坂伸子 × 高橋都 × 熊坂義裕

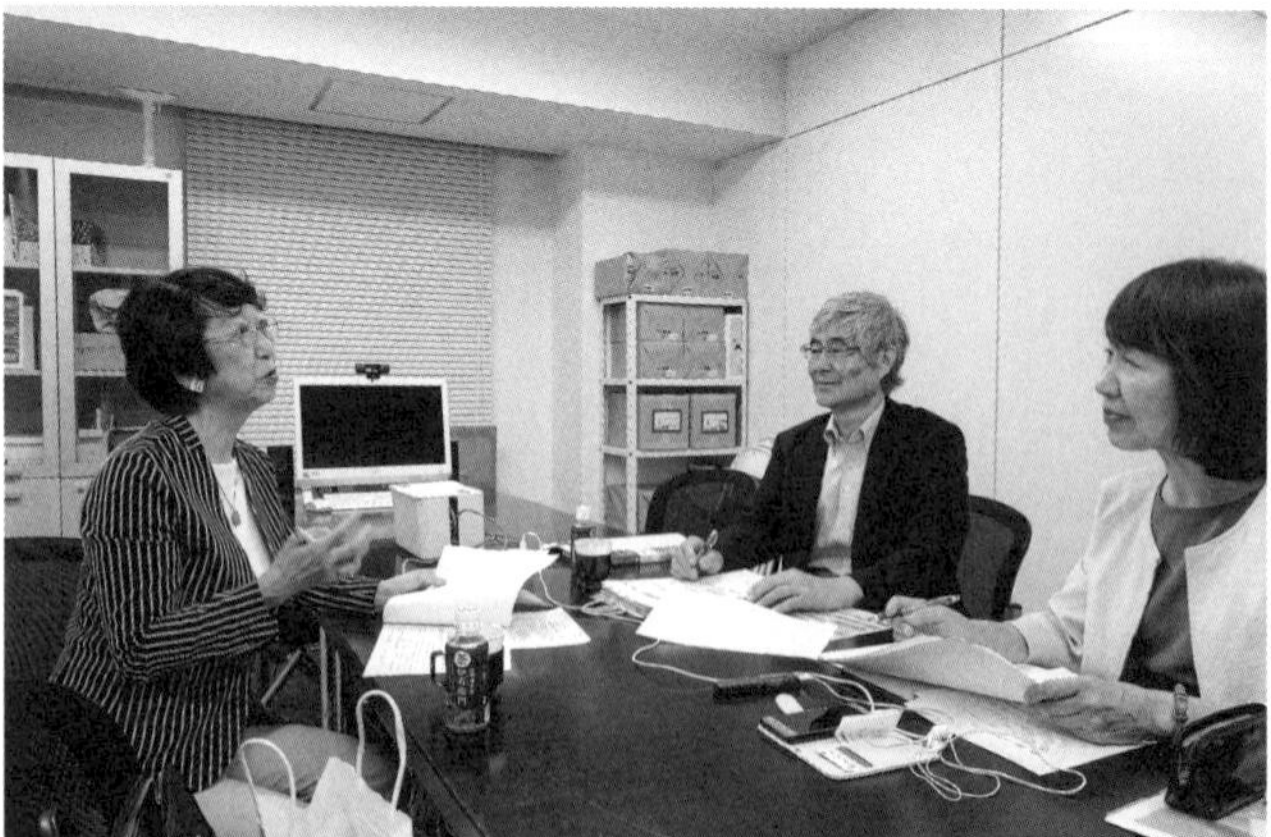

2024年6月17日、社会的包摂サポートセンター本部事務局にて＝東京都千代田区神田小川町

熊坂義裕（以下「義裕」）　本日はよろしくお願いいたします。

熊坂伸子（以下「伸子」）　よろしくお願いいたします。

高橋都（以下「高橋」）　こちらこそよろしくお願いいたします。先日は港区立がん在宅緩和ケア支援センター「ういケアみなと」においでいただきありがとうございました。

義裕　とても勉強になりまさに目から鱗の心境になりました。

伸子　私も素人ながらも素晴らしさが分かる施設でした。その際に伺った「ういケアみなと」のような施設が、行政が運営するものとしては日本には石川県にもう一カ所あると伺いましたが、何という施設ですか。

高橋　石川県がん安心生活サポートハウス「つどい場はなうめ」です。金沢市にある県立の施設で、指定管理者が石川県済生会金沢病院です。そこのスタッフの方々がとても素敵で。このような施設は、やはり人ですね。事業の成否は、場の居心地とともに、そこにいる人の魅力も大きいと思います。

義裕　はい、「ういケアみなと」の高橋都先生のように。（笑い）。私たちも、「つどい場はなうめ」にも行って見たくなりました。

高橋　ぜひとも行ってみてください。

●がんと暮らしの相談はどこでする？

義裕　話は変わりますが、先日、沖縄県の宮古地区医師会から頼まれて宮古島市役所で講演をしてきました。長年お世話になっている医師会長の竹井太先生の診療所で、この、沖縄県が出している患者さんやご家族向けの『おきなわがんサポートハンドブック』という冊子を見つけました。

高橋　こういうハンドブックは各県で作っていて、もちろん岩手にもあります。沖縄県の取り組みは先駆けでした。ＰＤＦでもダウンロードできるし、何度も改訂を重ねています。

義裕　これなかなか良い内容ですね。日本の全ての県にあるんですか。

高橋　ほとんどの都道府県がつくっていると思います。ただ多少取り組みの温度差があって、作ったあとのアップデートの頻度が違いますね。沖縄はどんどんやっています。

義裕　もう既に第14版ですね。よくまとまっていてすごいなと思いました。

高橋　そうなんですよ。治療情報だけでなく暮らしの情報も充実しています。私も、もし岩手県のハンドブックのためにできることがあったら喜んでお手伝いしたいです。

義裕　先生のようにこの分野の日本のトップが岩手県のご出身ですので、ぜひご指導をお願いいたします。この後の6月29日に、岩手県対がん協会専務理事の村上晶彦先生と鼎談します。村上先生も、今回本の中で高橋都先生とご一緒できることを非常に喜んでいらっしゃいました。先生をよくご存じでした。

高橋　光栄です。学生時代から存じ上げていました。

義裕　ところで、自分自身のがんから感じたことですが、がんになった本人は家族や職場や社会とどう折り合いをつけたらいいか分からないんですよね。逆に周囲もがんになった人にどう対応していいのか分からないのが今の日本社会ではないでしょうか。こういったことを研究するのが「がんサバイバーシップ学」だと思いますが、これをもっともっと広めていかなくては駄目だと思いました。「ういケアみなと」を見学してまさに「これだ!」と思いました。介護保険制度における「地域包括支援センター」のようにして、この仕組みを全国に広めていけばいいのじゃないかと。

高橋　その通りだと思います。

仲子　これがあれば、困った時に病気のことばかりでなく制度などさまざまなことも相談できますね。そういう場が岩手県にも一つあればいい、でもないですよね。

高橋　病院の外、地域の中にはまだないかもしれません。ただ、全国には国指定のがん診療連携拠点病院が400カ所以上あります。岩手県には、岩手医大病院や県立中央病院、県立宮古病院など、現時点で10カ所の拠点病院があります。その認定基準は厳しくて、院内にがん専門の相談窓口として「がん相談支援センター」を作ることが必須条件です。がん相談支援センターには必ずソーシャルワーカーや看護師が配置されています。ただ、相談する側に、病院で暮らしの相談もできることがあまり知られていません。以前勤務していた国立がん研究センターのがん対策情報センター（当時）では、全国のがん相談支援センターの存在を一生懸命宣伝してきました。患者さんご本人やご家族にとって心強い窓口です。でも、相談業務は収益が上がらないので、院内で相談支援センターを応援する熱量は、正直、病院によってかなり違うと思います。「拠点病院の認定要件だから一応つくる」という程度の認識の経営上層部もいると思います。いろいろです。

伸子　やはり人ですね。400いくつあるとおっしゃいましたが、相談したくても病院の中というだけで敷居が高いですよね。

高橋　そうかもしれません。

義裕　「ういケアみなと」をお訪ねして思ったのは、病院とは離れたところにあるのがとてもいいと思いました。

高橋　はい。院外にあって病院の雰囲気がなく、散歩の途中などに立ち寄れるのがいいと思います。でも、院内の相談窓口も頑張っているんですよ。たとえばがん相談支援センターは、自分がかかっていない病院であっても相談ができます。全国どこでもそういうシステムになっていますが、あまり知られていません。もっと広報しないと。

伸子　知られていませんね。知らせようともあまりしてないというか、ＰＲが足りないかもしれませんね。

高橋　ＰＲしていると思いますが、まだまだですよね。

伸子　知らない人が多いと思います。

高橋　はい。初めてがんになった人はがんの素人です。世の中にそういう仕組みがあることを知らなくて当然ですよね。これは地域の医療者や行政など、あらゆるルートからＰＲしなくちゃいけないと思います。

伸子　院内にあったら、その病院にかかっている患者さん以外の方が相談できるとはふつう思わないですよね。それから、患者さん以外の人が相談できるとも思わない。そういう意識ですから、そうじゃないよというのをどうにか知らせてもらわない限り、相談する人は増えないと思います。

高橋　とにかく診断直後は、気持ちがいっぱいいっぱいですから、そもそも誰かに相談をしようなんて思わないかもしれません。相談支援センターで相談を待っているソーシャルワーカーさんたちは「こんなにこじれる前に来てほしかった」とよく言います。病院側から「まずは一度寄ってみて」という働きかけがあるといいですよね。

伸子　市町村の福祉担当者とか、生活保護担当者はそういうことを知っているものなんですか。

高橋　正直、福祉との連携はまだまだだと思います。

伸子　福祉と医療の連携とか、福祉と何かの連携とか、市町村では今、一生懸命言っているけど、まず、そこの福祉の担当者が知らないことには。私は今、宮古市の民生委員をしていますが、民生委員も知らないし、ましてや市民の皆さんは知らないと思います。

高橋　宮古に限らないことですが、がん医療の現場の人も、どんどん福祉と連携すればいいと思います。私自身も「ういケアみなと」で働いてみて、いかにそれまで自分が病院や研究室の中だけにいたのかわかりました。「ういケアみなと」の施設長は臨床現場にいた看護師ですが、地域に出て働くことの楽しさに目覚めたそうです。看護師としての新たなやりがいを見つけたと言っていました。自分たちからどんどん地域に出て「営業」もしているんですね。民生委員の方々も含めて福祉や介護との連携も強めようとしています。一方通行じゃなくて相互に歩み寄るといいですよね。

伸子　お互いにですね。

義裕　地域に降ろさないとだめですよね。これから、がんがあって生きている人がどんどん増えるわけですからね。

高橋　介護保険のしくみや具体的なサービスなどは、使ってみて初めてわかるように思います。夫はがん治療を終えたあと自宅で亡くなりましたが、在宅療養を通じて理解したことが多かったです。実体験からトンネルの向こうが開ける感じですね。診断されたばかりの頃は五里霧中なのが実感だと思います。

義裕　妻は民生委員をやっていますので、そういう相談っていうのはこれから増えると思うんですね。うちで父ちゃんががんなんだけどどうしたらいいかとか、たくさんあると思うんですよ。そういう時につなぐところが民生委員にも分からないんですよ。地域差がかなりあるというお話でしたけれど、宮古では民生委員などに知らせていないと思いますので、今はどうしていいか分からない。

高橋　がんになる前から準備しようとよく言いますが、普通、病気になる前には考えませんよね。毎日やることがたくさんあるし。そもそもがん治療や介護が必要にならないかもしれない。もし交通事故にあったら保険情報などのほうが人事でしょう。問題が生じた時に、まずどうすればいいのか訊ける人がいれば助かりますが、そういう意味で「よりそいホットライン」はすごいなと思います。

義裕　「よりそいホットライン」をお褒めいただき恐縮です。

伸子　相談された時に自分が答えるんじゃなくて、あそこに相談するといいよって知っていればいいだけのことなんですけど、知らないんですね。教えてあげることができないんです。

高橋　地域のハブというか、次につなげてくれる相談窓口ですよね。そういう意味では最近、「暮らしの保健室」という、看護師さんを中心とした民間の活動が全国に増えています。中心になっているのは、日本の訪問看護のパイオニアである秋山正子さん。秋山さんは、がんの相談に特化した「マギーズ東京」という場所もつくっておられて、基本的に寄付で運営なさっています。自治体運営の「ういケアみなと」もずいぶん参考にさせていただいています。

仲子　マギーズということは、マギーさんという方のお名前からきているのでしょうか。

高橋　はい、マギー・K・ジェンクスさんというイギリス人の方が、ご自分のがん体験から「自分を取り戻せるための空間やサポートが病院の外に必要だ」と考えて、1996年に立ち上げた場所です。マギーズセンターではイギリス以外にも展開していて、アジアでは香港と日本にあります。マギーズセンターでは建築や部屋の雰囲気を大切にしていますが、そういう場の力は大事ですね。「ういケアみなと」は、港区白金台の緑豊かな地域にあり、「ゆかしの杜」という、歴史博物館なども入る区の複合施設の中にあります。病気を連想させない雰囲気が、とてもよかったのかもしれません。

義裕　「ういケアみなと」のコンセプトに「何もしない」というのがありますが、大事なことですよね。

高橋　あ、パンフレットに書いてあるの、お気づきになりましたか。
義裕　お茶を飲むだけでいいって、いいですよね。
仲子　そうすると課題は連携をどうやって広げるかっていうことになりますね。
高橋　はい、そこが本当に課題だと思います。
仲子　石川県みたいに県が加わるというのはやっぱり大きいと思いますね。
高橋　何といっても、安定して予算が組まれるのは大きいです。
義裕　首長を経験した立場から言いますと、絶対必要なとても素晴らしい事業をされているのですから、毎年首長さんのところにあいさつに訪問して事業の説明をされたら良いと思いました。あいさつはとても大事ですよ。

●がんサバイバーシップに興味をもったわけ

仲子　ここまで重要な核心的な話をありがとうございます。ここで少しリラックスしていただき、改めて先生が医師を目指した理由を教えてくださいますか。

高橋　私は生き物が好きだったんです。あとは社会の動きや暮らしにも興味があって、二つを合わせると、人間が生きて暮らすということで医学部は自然な成り行きでした。

義裕　ご両親はお医者さんですから、その影響はなかったのですか。

高橋　親族に医療者が多かったので、言ってみれば既定路線ではありました。でも医師でなきゃいけないとは思わなかったですね。

伸子　先生は当初は内科を専攻しましたよね。

高橋　からだ、こころ、暮らしを考えると、公衆衛生や精神科にも興味がありましたが、迷った末、とりあえず内科にしました。

伸子　夫を見ていると内科は患者さんとのコミュニケーションがとても大切だと感じますがそういうことは得意ですか。

高橋　得意かどうかは…。わかりやすく、配慮をもった説明をしようと心がけてはきましたが、難しいと思います。今は臨床から離れてしまいましたが。

義裕　当時は今のように2年間の義務研修制度がありませんから、先生は卒業して最初はどこに勤めたのですか。

高橋　卒業してすぐに慈恵医大で内科研修をさせてもらいました。岩手で生まれ育って外を知らなかったので、一度外を体験すれば視野がひろがり、その後岩手に戻ったときに役立つと思ったんです。

義裕　慈恵を選んだ理由は。

高橋　たまたまです（笑い）。当時も人手不足でしたから、多くの大学病院が、来るなら拒みませんよというスタンスでした。いろいろ調べたら、たまたま慈恵も他大学からの研修希望者を受け入れていました。内科研修は半年ずつ、まず内科の講座を三つ回り、四つめを皮膚科にしました。皮膚科は楽かなと思ったら全然そんなことはなくて、結局どこに行っても楽できないのなら内科に進もうという覚悟ができました。

義裕　2年が終わって、どちらの内科へ行かれたのですか。

高橋　慈恵の、当時の第一内科です。今思うと人生で一番迷った時でした。2年の研修が終わって岩手に戻るか、東京に残るか。私は医師の生活への適応がなかなかうまくいかなかったんです。この仕事が果たして自分に合ってるのかわからず、思案ばかりで何が身に付いたのかもわかりませんでした。当時、岩手医大では、例えば第一内科に入って2年もすれば胃カメラ等の技量がかなり上手になります。そんなスキルも何も持たずに岩手に帰ったら、あんた2年間何遊んできたのと言われるに決まっている。迷った末、思い切ってあと1年頑張ってみようと決めました。その1年を何とか務めあげたころ、縁あって結婚しました。医師になって4年目からは、非常勤でお世話になっていた立川市内の病院に転職しました。100床くらいの、地域医療を担う私立病院でしたが、診療科が多くて、それぞれの科に違う大学病院から医師が派遣されているのです。いろんな組織文化を垣間見ることができたのは良かったです。その病院で、外来、入院、訪問診療、健診業務などを経験し、34歳からは東大の大学院に進みました。大学院に行く前に、暮らしに密着した医療の感覚を育ててもらった感じです。

義裕　東大は医学系の大学院ですね。

高橋　はい、医学系研究科の国際保健学専攻です。学位は保健学ですが。それが私の誇りです。

義裕　保健学の学位は難しいですよね。医学博士は誰でも取れる（笑い）。

高橋　国際保健学専攻というのは国際保健医療の人材育成の部門だったのですが、学生の背景がさまざまで、医師や看護師以外に文系出身の方もいました。その多様さが面白かったです。

義裕　楽しかった院生生活が伝わります。妻も東北大の大学院に修士・博士で5年いましたがとても楽しそうでした。東大の学位は取得が非常に難しいので価値がありますね。

高橋　とても勉強になって、修士、博士課程の指導教員は一生の恩師ですね。学術的にも東大でかなりトレーニングを受けることができました。修了後、いくつかの大学で社会医学系の教員として勤め、その後築地の国立がん研究センターに就職しました。やりたいことにチャレンジできたキャリアだったと思います。

義裕　慈恵医大に行かれたのは、「ういケアみなと」につながってすごいなと思います。慈恵に居られたから、「ういケアみなと」の職員の皆さんもおそらく同僚だと思っているでしょうね。

高橋　はい、偶然なんですけどね。どこで何が役立つかわかりません。

伸子　立川の病院で超多忙な仕事をされていた中で、34歳で大学院に行ったというのは、きっかけは何だったのですか。

高橋　私が29歳から30歳の1年間、心理学の大学教員だった夫が研究休暇をもらってニューヨークのコロンビア大学に行くことになったんです。私もついて行くことにして、立川の病院はいったん退職させていただきました。

伸子　29歳で辞められたんですか。

高橋　はい。向こうで暮らしている間に、コロンビア大学の学部生向けに医療人類学コースが開講されているのを知って聴講してみたんです。医療のかたちが文化や社会にどう影響されるか、また、医療は文化や社会にどう影響を及ぼすか。それは、私の「生き物と暮らし」への興味にドンピシャリだったんですね。また、ほんの短期間でしたが、ニューヨーク市内の病院の臨床カンファレンスに参加する機会がありました。この時代、１９８９年から90年ですが、まだ人種的な摩擦が今よりも強かった頃です。また当時、日本ではＱＯＬ（クオリティ・オブ・ライフ＝生活の質）やインフォームドコンセント（十分な説明に基づいた同意）といった概念が語られ始めていましたが、現地の医師が患者さんのことを語る様子を垣間見ると、正直、患者中心でキラキラしていることばかりじゃありませんでした。だから、その人がどういう文化の中で病気になるかは、病気体験を左右すると思いました。医療人類学は、そこを考える領域だからとても興味がわいたんです。

帰国後は運よく元の病院に復職できたので、内科の仕事を続けました。医師になって10年近くたち、自分に新たな引き出しが必要になってきているような気持ちがあった頃、ある日病院の休憩室で読んだ雑誌の中に、東大国際保健学の大井玄先生のインタビュー記事を見つけたんです。国際保健学という専攻が新たにできて、そこでは文化や社会の視点から医療を見ることを大切にしているという内容でした。さらに、医療人類学の講義もあって、非常勤講師として、日本の医療人類学の草分けの波平恵美子先生がいらっしゃると。私はニューヨークで波平先生の本を読んでいたんです。そこで、研究者でもある夫に、大学院への進学を相談してみたところ、興味があるなら試しに受けてみたら、と背中を押してくれました。試験は論文と英語で、本当に運よく合格できました。修士課程では大井玄先生の研究室で学び、修士論文は、日本の文化的背景の中でのがん同病者交流の意義を患者さんへのインタビューでまとめました。

義裕　大井先生に先生が監訳をされた『がんサバイバーシップ学』を贈られたらさぞや喜んでいらっしゃったでしょう。

高橋　とても喜んでくださいました。ほかにも、自分なりのアウトプットを出すことをいつも応援してくださったと思います。

伸子　東大の国際保健研究科の博士課程の前期と後期の両方に入られたということですか。

高橋　はい、修士と博士です。今思うと、それが大事でした。果たして自分が研究という営みを好きになれるかどうか判らなかったからです。取りあえず修士を2年やってみて、ちょっと違うと思ったらまた内科臨床に戻ろう思っていました。ところが、その修士の2年間がとても面白くて、もっとやってみたいと心から思えたんです。博士課程についても夫に相談したのですが、「博士課程に行くというのは職業的な研究者として立っていくということ」「学位があるだけで食べていけるものではない」と言いつつ、やりたいならやってみればと、また励ましてもらいました。私の覚悟を確かめたのだと思いますが、思えばいつも背中を押してもらいましたね。博士課程では、甲斐一郎先生にお世話になり、教員として就職したあとも先生のもとで働かせていただきました。

義裕　東大でも教員をされていたんですよね。

高橋　はい。東大の公共健康医学専攻などです。

義裕　大変貴重な興味深いお話をしていただきありがとうございました。ここで話題を変えます。コロナ禍で検診率がガクンと減って、次の鼎談で登場していただく村上晶彦先生と今回の本のことで相談した際に大変困っていると話していました。

高橋　がん検診の必要性を住民の方々に丁寧に説明する必要がありますが、すぐにはわかってもらえない。大きな政策は中央でつくられますが、東京の文脈は地方の文脈と大きく違いますよね。地方でも、自治体の数だけ事情があると思います。私は今、港区のお手伝いをしていますが、やっぱり「事件は現場で起きている」と実感します。その自治体の背景や事情に基づいた、継続性があって役立つ施策にならないと。事業の実施については、経営マインドもとても大事だと思います。

伸子　本当にその通りだと思います。どんなにいいことをやっていても持続できないと意味がないと。

義裕　官僚や政治家は目新しいことをいろいろとやりたがるけど作っちゃって終わりのことが多いんですね。継続するというのはエネルギーが本当に必要です。官僚は2、3年で異動してしまうので仕方ないところもあるのですが。

高橋　そうですね。そのためには今、現場で何が大事なのかを、現場から行政にフィードバックしなくちゃいけないとも感じています。行政側も、それをどんどん吸い上げていけば、互いに協力して現場をよくしていける。医療者って、具合が悪い患者さんは黙っていても病院に来てくれるから、地域へのリーチアウト（働きかけ）をあまり考えないかもしれません。「ういケアみなと」だって、そこにあるだけでは誰も来てくれません。営業というか、利用する住民の方々に場所やサービスを知っていただくための働きかけの大切さが最近一層わかってきました。今更ですが。

義裕　ところで「がんは死病」というイメージを持っている人はまだまだ多いですが、この辺についてはいかがですか。

高橋　がんが治るようになってきているとか、生存率が高くなってきているとか言われますけれど、今でも多くの人は、「命に直結する病気」だと考えていると思います。去年、内閣府が「がんの印象」について全国調査を行い、「怖い」「どちらかといえば怖い」「どちらかといえば怖くない」「怖くない」の4段階で質問したところ、9割はがんについて怖い印象を持っていました。治療の進歩に社会的なイメージが追い付くにはまだかなりかかるでしょう。

この医学的事実と社会的イメージのずれは、いろんな問題を引き起こします。たとえば、診断を受けた人が働く場面。職場側が「がんになったらもう仕事はできないだろう」と思い込んで、そのひとの今の就労力や将来の見通しにかかわらず一律に排除してしまうことがあります。人手不足の時代、十分働ける力と意欲を持つ人を排除するのは、会社にとってどれほどもったいないことか。これは、健康管理の話ではなく経営問題なんですね。がんという病気のイメージに振り回されないことがとても大事だと思います。

私は生き物と暮らしに興味がありましたから、がんとQOLの研究にもとりくんできました。でも、研究者として自分の領域がいまひとつ分からなかったんです。論文を読んでくれた人から「面白いけどこれは何学に分類されるんだろう」と言われたこともあります。ある時、確か2000年になってからだと思いますが、医療系の英文雑誌でサバイバーシップイシュー（イシュー：論点、課題、問題）とか、サバイバーシップケアという表現に出合って、あ、これかもしれないと思いました。がんサバイバーシップとは、がんになった後を生きていくプロセス全体のことです。とりあえず治療が一段落したあとにもいろんな問題があるはずなのに、通院頻度も減っているから医療者には気づかれにくくて、ブラックボックスでした。何年もたってから現れる晩期合併症や、社会的不利益などは当時はまだ顧みられていなかった頃です。治療後のサバイバーシップイシューという言葉を知って、とてもしっくりきたんです。それからサバイバーシップという用語を意識的に使うようになりました。

がんサバイバーシップの研究部門としては、米国国立がん研究所ががんサバイバーシップ部（Office of Cancer Survivorship）を立ち上げたのが1996年です。日本の国立がん研究センターにがんサバイバーシップ支援部が立ち上がったのが2013年。その間にも海外ではイギリスやオーストラリアを中心にリバイバーシップの学術的な活動は行われてきました。学術領域として世界的に、特に注目されてきたのは2010年頃からかと思います。

義裕　日本の大学に、がんサバイバーシップって名の付いた講座はあるんですか。

高橋　どうでしょう。というのは、あまりにも概念が広すぎるんです。医学の領域から哲学や経済までトピックが多様ですから、一つの講座にまとめられないんです。「がんサバイバーシップ学会」という組織もありません。ただ、いろんな領域の研究がどこかでサバイバーシップに関連しているんですね。ですから、トピック別に、関連する学会や研究会が立ち上がっています。がん治療後の妊孕性《にんよう》（妊娠するための力のこと）の学会や、がん患者の身体活動の研究会もあります。ただ、すべてを網羅する組織はまだない。以前、国立がん研究センターにいた頃に検討したこともありましたが、その時点では私が旗を振っても力及ばず、実現しませんでした。

義裕　がんサバイバーシップっていうのは、自分ががんに罹患し、また今回勉強してみて、とても大事だと気付いたんですけれど、ほとんどの人はまだ知らないですよね。

高橋　そうですね。いろんなテーマがサバイバーシップに関連しているのに、研究者自身が、それがサバイバーシップ研究だと気づいていないのかもしれませんね。

●国立がん研究センターがんサバイバーシップ支援部の活動

義裕　がんサバイバーシップに注目する重要性について先生は早くから発言されていましたね。

高橋　国立がん研究センター内にサバイバーシップ部門が新たにできたとき、君がその名前を決めていいと言われました。サバイバーシップというカタカナにしたのは私です。その時点でこの言葉は国内ではあまり知られておらず、「カタカナだとわかりにくいいんじゃないか」という声もありました。でも、サバイバーシップは心のケアだけではないし、社会医学だけでもないし、いろんなものを包括しているので、やっぱりサバイバーシップでよかったと思います。

義裕　今はもうぴったりですよね。垣添忠生先生は当時総長だったんですか。

高橋　いいえ、国立がんセンターの独立法人化を経て、当時の理事長は堀田知光先生でした。部門を立ち上げるときにご尽力くださったと伺っています。立ち上げの詳しい経緯は実は私は存じ上げないんです。ただ、サバイバーシップ支援部が立ち上がった直後に、垣添先生から突然お電話があり、「ちょっと話を聞きたいんだけど」と、ふらっと寄ってくださったことがありました。フットワークが軽いことに驚きました。

義裕　がんサバイバーシップ支援部って、日本ではいきなりでしたよね。

高橋　いきなり感はあったかも…。（笑い）

義裕　よっぽど理解がないと作らないし、ましてやがんセンターの中に社会的分野が必要だって。垣添先生は多分、ずっと奥さまのことも含めて思っていらしたのかもしれないですよね。

高橋　ちょっと経緯は分からないですけど、国立がん研究センターとして社会的な研究部門の必要性を考えてくださったのはすごくありがたかったですね。これは就職してみて実感したのですが、やっぱりがん業界では国立がん研究センターのプレゼンス（存在感）はとっても高い。がんセンター所属の研究者が行う調査にはかなり協力していただけるし、その意見にも耳を傾けていただけるように思います。がんセンターにいて、がんサバイバーシップという旗を立てて働けたのは幸せなことでした。

仲子　がんサバイバーシップの研究が日本で始まった時期、言わば黎明期《れいめい》のとてもいいお話ですね。

義裕　この鼎談と並行してこの本を書いてるんですけれど、「国立がん研究センターにがんサバイバーシップ支援部が立ち上がったことに、垣添先生の思いがあったのではないかと個人的に思う」って書いたんです。

高橋　垣添先生が日本対がん協会の会長になられて、対がん協会の中にがんサバイバークラブという部門が立ち上がったんです。垣添先生はサバイバーシップの応援団だと思います。がんサバイバークラブでは、サバイバーの方々が中心になってイベントを企画したり、対がん協会の公式サイト内に充実したページをつくったりしています。いろんな連載があって読みごたえがありますよ。

義裕　垣添先生が奥さまを亡くされて、それがずっとつながって、がん研究センター内にがんサバイバーシップ支援部ができたり、日本対がん協会の会長として83歳になられても精力的に仕事をされていてすごい先生ですね。垣添先生の存在は実に大きいですよね。今思うと、２０１２年に石川県臨床内科医会の特別講演に垣添先生と私の２人が招かれたことは、大変光栄なことでした。

高橋　社会的課題の研究部門が大事だとは言っても、がんセンターの最大の務め（ミッション）は、最先端の治療を生み出し、実践に結び付けることなのだろうと思うんですね。部門が一応立ち上がったあとも、運営については、今思うと大学にいた頃の何倍も苦労しました。私の力不足もあったと思います。

仲子　国立がん研究センターには何年いらしたんですか?

高橋　7年間お世話になりました。

仲子　先生が初代部長として取り組まれた、一番メインのお仕事はどういうことだったんですか。

高橋　いろんなことをやりましたね。一番力を入れたのは、働くがん患者さんやご家族に向けた支援です。さまざまな切り口の実態調査や、患者さん向け、医療者向け、企業向けの支援リソースの作成にも取り組みました。例えば多職種の医療者が、それぞれの現場で、働く患者さんにどんなアドバイスや対応をすれば効果的なのか、とか。

また、若いがん患者さんへの支援の研究もしました。思春期から30代までをAYA(Adolescent and Young Adult)世代と呼びますが、直面する課題が壮年や高齢の患者さんと異なるのに、支援がとても少なかった。調査研究をするとともに、この世代に向けて情報と体験談をあわせたサイトや、支援冊子を作ったりしました。[*1]

それと、これはがんセンターの中であまり前例がなかったのですけれど、がん患者さんと医療者が一緒に参加できる勉強会を頻繁に開きました。はじめは公民館カフェといって、平日の夜に中央区の月島区民館で関連テーマの講演会を企画し、仕事帰りに寄ってくださる方が多かったのでお茶とお団子を用意しました。トピックとしては、がんになったあとの旅行、食生活や禁煙といった健康づくり、暮らしの楽しみかた、アピアランスケア（治療によって起こる外見の変化に対して、患者の悩みに対処し、支援すること）などですね。中でもカツラ体験会は大好評でした。その後、がんセンターの会議室で、やはりお茶とお団子を用意して、より学術的なオープンの勉強会を開いてみたら毎回１００人くらい集まったんですよ。

伸子　患者さんだけでですか。

高橋　誰でも参加ＯＫにしました。院内外の医療者たちも見に来てくれて。質疑応答も活発で、いろんな質問をする患者さんの姿を医療者が見るわけです。そこに大きな意味があったと思います。さらに、公民館カフェの地方版として、「ご当地カフェ」という名前で全国キャラバンも行いました。はじめのうちは、私が出張に行った先の医療者たちに一緒に講演会をやろうと働きかけたのですが、後には全国の拠点病院からの手あげ方式にしました。国立がん研究センターと共催でご一緒にカフェをやりませんか？　と呼びかけたのですね。6年間で全国12カ所。島根県の隠岐島にも伺いました。地方にはそれぞれの事情がありますが、各地の患者さんや関係者が交流するきっかけになったと思いますし、仲間も増えました。その後も自発的にカフェが続いている地域もあるんですよ。こんな交流が楽しかったこともあって、定年退職後にも活動の場がほしいと思いました。

義裕　素晴らしいです。そういった活動はこれからますます大事になりますね。

●「NPOがんサバネット」の誕生

仲子　NPOは先生が立ち上げられたわけですが、それは、がん研究センターを定年退職された後ですか。

高橋　はい。

仲子　今のNPOでやっていらっしゃることをさらに進めたいということでしょうか。

高橋　そうですね。NPOではいろんな交流の場をつくっています。オンラインでもオフラインでも。

仲子　そうですか。今、市区町村では、よく認知症カフェとか言ってあちこちで立ち上がっていますけれども、そんな感じでがんサバイバーカフェをちょこちょこ各地で目にするようになると本当にいいですね。

高橋　そうなったらいいですね。患者会の集まりも、カフェと言えるかもしれませんね。うちのNPOでも「お鍋のじかん」というオンライン交流会を定期的に開いています。大きなおでん鍋をイメージして、みんなでお鍋の具になって、それぞれいい味出しておいしいお鍋を作ろうよという、ちょっとわけの分からないコンセプトのもと、毎月第３水曜日にオンライン開催しています。会員限定ですが、毎回10人ぐらい集まって、近況を話したり、とりとめのない情報交換をしたりしています。私自身、ほっとする時間なんです。

義裕　「お鍋のじかん」面白いですね。メタバースでやられたらリアリティが出て更に面白くなると思います。

伸子　いい味が出そうですね。会員というのは患者さんですか。

高橋　がんサバネット（ＮＰＯ法人日本がんサバイバーシップネットワークの略称）はまだ小さくて、１３０人ちょっとしか会員がいないんですよ。そのうちの約７割が患者さんやご家族で、あとは一般医療者、一般市民の方、中には企業の方もいらっしゃいます。年に数回勉強会をやっています。あとは、公式サイト[*2]での情報提供ですね。がんになった後に読んで面白かった本を会員が推薦するオンラインの仮想図書館とか、全国の自治体が提供するがん患者さん向け補助金等のリストとか。実はちょっと好評です。

義裕　がんに限ったことではありませんが補助金の情報って分からない人って多いですよね。

高橋　はい、自分の住む自治体が提供しているかどうか、分からなかったりしますから。自治体も忙しくて、補助金の広報まで手が回らないかもしれません。補助金の全国リストづくりに力を入れています。

伸子　それ、すごく大事ですよね。民生委員をやっていますからすごく分かります。

高橋　ありがとうございます。これからは、もっと行政の方々とつながっていきたいと思っています。毎年地方セミナーも開いていて、今年は11月4日に秋田県との共催で、働くがん患者さん向けのセミナーをやります。

伸子　NPOがんサバネットがやるんですか。

高橋　はい、私たちのNPOと秋田県との共催です。地元のがん患者団体協議会のみなさまのサポートもいただけることになりました。NPOの活動では、地方の現状や感覚を大事にしたいという思いがあります。

伸子　このNPOは何名ぐらいで運営されているのですか。

高橋　理事は6名で、みな私の以前からの友人たちです。医療者、大学教員、がん経験者など、立場はいろいろです。団体としての方向性や志を分かち合える方たちに役員をお願いしています。

仲子　実際に秋田県と折衝したりするNPOの事務方の人は何人くらいですか。

高橋　人手が足りないので、今はほとんど私がやっています。

仲子　たいへん！　秋田県のセミナーは先生と、どなたかの理事の先生が講師になられるわけですか。

高橋　はい、理事数名が講師として参加しますし、秋田大学病院のソーシャルワーカーさんや、市内の医師、秋田にお住まいのがん体験者の方も講演をしてくださいます。

仲子　それは先生大変ですね。体がいくつあっても足りない…。

高橋　がんセンターにいた頃、全国の都道府県のがん対策部門の方々とのネットワークがありました。補助金リストのことで秋田県庁に連絡させていただいたとき、がんセンター時代に名刺交換をした健康づくり推進課の方とつながったんです。そのご縁が今回のセミナー企画にもつながりました。

仲子　秋田でのこういったセミナーのチラシを作ったりするお金はどうしているのですか。

高橋　今回は、公益財団法人正力厚生会から活動助成金をいただきました。がんサバネットの活動はいろんな助成団体のお世話になっていますが、これからはもっと寄付集めの勉強をしたいと思っています。

義裕　素晴らしい活動ですね。

●がんの実存的な痛み

義裕　話は変わりますが、認知症の方はがんの痛みとかをあまり感じないというのは、本当ですか。

高橋　いろんな考え方があると思いますが、そういう報告はありますよね。

仲子　認知症もそうですけれど、障害があって苦しさとか恐怖とか少ないというのは逆にいうとがんになったことへのストレスも少ないわけでしょう。がんになった人は実際のがんの症状にプラスしてストレスによる落ち込みなども加わりつらいんだろうなと思うんですけど、言い方は難しいのですが、認知症などの人はそれがない人もいらっしゃるんですね。

義裕　認知症の方が増えてますけど、神様が与えてくれてるのかもしれませんね。認知症だと本当にモルヒネなど使わなくてもいいような。前立腺がんは80歳代で剖検すると半数以上に見つかると言われていますから。生前に腰が痛いとか体中が痛かった方の中には、前立腺がんの転移とかもあるかもしれませんね。

高橋　そうですね。同時に思うのですが、認知機能がしっかりしている方で、それなりに前向きにがんを受け止めて生きていく方もたくさんいらっしゃいますね。いつかは必ず誰にでも最期は来ますが、つらさとかやるせなさとか、それにしても早かったなとか、もうちょっと生きてもらいたかったな、と思う瞬間はたくさんあると思うんです。うちの夫は64歳で亡くなりましたが、私から見て相当あっぱれながん患者だったと思うものの、深いところで、つらいこともたくさんあっただろうと思うんですね。すごく実存的な話ですよね。人生には限りがあるけれど、残りの時間、子どもがいたら子どもに、愛する人がいたらその人に、あるいは社会的立場があればそこに、何を遺していったらいいかと考える時間は、深いなあと思うんです。哀しみとか実存的なつらさを軽減するという意味では、認知機能が落ちる良さもあるのかもしれないし、同時に認知機能を保ったまま最終段階を迎える人のつらさもあって、それに向き合う人間ってすごいなあと思うんです。私の同年代でも、亡くなった友人たちがいます。がんが脳に転移したあと、まだ残っている機能で一生懸命コミュニケーションを取ってくれた友人もいて…。彼らのことを思うと、やっぱり人間ってすごいなあと。

義裕　人間ってすごい、私もたくさんの最期に立ち会ってきたので本当にそう思います。ところで認知機能とモルヒネを使う量の関係とか、そういう研究があれば知りたいと思っているのですが。認知機能が落ちると本当に痛みとか楽になるとかいう研究ありますか。

高橋　認知機能が低下した患者さんの痛みの訴えや鎮痛剤の使用量が少ないという報告

はありますね。痛いはずなのにどうして痛みを訴えないのか不思議に思う医療者もいるのではないでしょうか。ただ、患者さんが本当に楽なのか、ご本人に確認して科学的に分析する研究をするのは難しいのではないでしょうか。

仲子　寿命が延びれば延びるほど、最後はがんになって亡くなる方が多くなるわけですよね。サバイバーシップの話だと、どなたでもがんになったりがん患者さんの家族になったりする確率は非常に高いわけでしょ。亡くなるのは、人間だからしょうがないし、いずれは誰でも亡くなるんだからって思うけど、苦しくなく安らかに逝きたいっていうのが希望ですよね。家族だって本人だって。

高橋　絶対に楽な方がいいですよ。苦痛は少ないほうがいい。

義裕　関連して死への恐怖についてですが、『なぜヒトだけが老いるのか』の著者である小林武彦先生（現東京大学定量生命科学研究所教授）は、人間は死を自然に受け入れる能力を進化の過程で獲得し、85歳以上の人の多くは、死を恐れなくなると言っています。これを専門的には「老年的超越」と言うのだそうです。「いつお迎えが来てもいい」という言葉をたくさんの患者さんから聴きましたが、最近は本音で言っているんだと思うようになりました。皆さん「老年的超越」の心理状態だったんですね。父は91歳で亡くなったんですが、よく言っていました。

伸子　ところで、がんの痛みを軽減する研究というのは進んでいるのでしょうか。

高橋　安寧にという意味では、緩和医療は相当進んできたと思います。痛みを取る医療、できるだけ苦しくないようにする医療ですね。

伸子　肉体の苦痛が無くプラス精神的な安寧も。

高橋　精神的な安寧は、簡単には得られないかもしれません。サバイバーシップという言葉を知る前から、サイコオンコロジー（精神腫瘍学）からも多くを学んできました。この領域の学会は、精神科医、心療内科医、心理専門職、看護師といった、こころのケアを担う職種が中心となっています。がんに関連した抑うつや病気との向き合い方、さらに医療者の対応を考えるときに、貴重な知見を出してきたと思います。ですが、実存的な苦しみを誰かが消してあげることはできるんでしょうか。じゃあ宗教のところに行けばいいかというと、人によりますよね。信仰する宗教に助けられる人はいるでしょうが。実存的な部分は、医療者が対応できるものではないような気もします。

義裕　私も母校の精神科医局で勉強をしたことがあるんです。毎年の自殺者は依然として2万人台ですが、そのうちの半数程は、死亡前1年間に精神科の受診歴があるんですね。死亡前1カ月内という自殺の直近に受診している人もかなり多いんです。

高橋　あー、やっぱり救われない。

義裕　精神科医だけでは救えないんです。3万人から2万人台になった時に、「よりそいホットライン」もかなり頑張っていて、自殺者減少に貢献できたと自負しています。

高橋　先生のご著書にも書いてありましたが、どうしても救えない人はいますよね。救おうと思う方がおこがましいのかもしれない。最終的には、どんなことをしても最期は死を迎えることが、若い頃にはピンときませんでした。夫を看取ったとき初めて、あぁ、人は本当に死ぬんだなあって思ったんです。患者さんや父を看取ってきたのに、それまではここまで思わなかった。でも夫の時には、「人はいつか死ぬ」ということがなぜか腹落ちしたんです。なぜそう思ったのかは、考えている途中です。

●わが家のがん体験

義裕　在宅で治療されたということですが、亡くなられたのは病院でしたか。

高橋　最期も家でした。私と二人っきりの時でした。

義裕　じゃあ先生が看取られた。

高橋　はい。それを語りだすと終わらないくらい、いろんなことがありました。家での看取りは、わが家ではとても良かったと思います。でも自宅がベストとは思わなくて、それぞれの事情でいいんだと思います。

仲子　ご主人ががんになられる前から、このがんサバイバーシップの研究をされていたわけですよね、それでご主人ががんだとわかったとき…。

高橋　もうびっくり。

伸子　がんサバイバー当事者になったわけですよね。

高橋　そうですね。

伸子　実際にご自分がその立場になられて…。

高橋　でも一番良かったのは、私は研究を通じて患者会の友達もいたし、がんと診断されてもいろんな活動や仕事を続けている人たちをたくさん知っていたことです。がんになったからといって一巻の終わりじゃないと感覚として分かっていたんです。そこは良かったですね。

伸子　じゃあ、受け止めるのは結構すんなり…。

高橋　それが、おろおろしましたし、きゃあどうしようって感じはありましたけど。

伸子　検診で見つかったんですか。

高橋　甲状腺がんと胆管がんをやっていて、甲状腺がんの時は咳がずっと続いてたので、胸部の画像を撮ったら端っこに写った甲状腺に所見が見つかって、精密検査をしたら甲状腺がんでした。摘出しただけで化学療法もしないで、数年たって、なんか一番楽チンながんサバイバーだね、なんて言ってたんです。それでも診断を知ったときの私は、たとえ5年生存率が9割以上であっても、ショックでした。がんという病気の重さを改めて理解しました。胆管がんの時には、良性の肝血管腫の経過観察の過程で、肝臓の中に限局性の胆管拡張があることがわかり、肝内胆管がんが疑われました。

そのとき精密検査をした消化器の医師の説明には今でも納得していません。「もし胆管がんだったら非常に生存率が低い」「手術できるかどうかわかりません」「手術できなかったら、残念ですがホスピスです」といきなり言ってきたそうです。説明を一人で聴きに行った夫から「ホスピスって言われちゃったんだけど…」と電話がかかってきて、私も一緒に行けば良かったと後悔しました。その後の検査で、何とかぎりぎり手術ができるくらいの肝臓の予備機能があると判って手術にこぎつけました。さらに抗がん剤治療やIVR治療（インターベンショナル・ラジオロジー＝X線やCTなどの画像を見ながら、カテーテルや針を使って治療を行うこと）も受けて、診断から4年4カ月頑張ってくれました。話を戻すと、5年生存率が高い甲状腺がんであってもびっくりしたし、進行胆管がんの時には違う意味で、もっとびっくりしたんですね。いずれにせよ不幸中の幸いだったのは、進行がんでも何年も生きている人たちをたくさん知っていたので、明日どうなるってわけじゃないと分かっていたことです。だから焦るな、焦るなと自分に言い聞かせていたら少しずつ落ち着きました。私は家族ががんと診断された方からの相談を受ける機会も多いんですが、いつも言うのは「驚いてもいいけど、慌てないで」ということ。いくら進行がんでも時間の余裕はあるからって。

伸子　がんというのはその時間があるっていうのが、特徴的ですよね。あたったりして（方言で脳卒中のこと）すぐ分からなくなるのとは違いますからね。がんでも数カ月という急なのも身内にもありましたけれども。

高橋　確かに、あたってすぐ家族のことがわからなくなるとか、急死してしまうとか、そういう急変は大変だと思います。そういう意味では、がんは準備をする時間がある可能性が高いですね。もちろんつらいのですが、それでも慣れていくような気がするんです。はじめの甲状腺がんの時にもびっくりしたけれど、だんだん慣れていきました。胆管がんの時にはもっとびっくりしたし、がんが肝内に既に広がっていてステージⅣだと言われて最初はすごく落ち込みましたが、それでも、毎日の暮らしの中ではちょっと面白い事が起きてクスっと笑っちゃうこともあります。なんか、今すぐ倒れるほど具合が悪いわけでもないし、勤めていた大学に復職もできたし、そうすると、それなりに毎日暮らしていけるじゃないかと思えてきたんですね。そんなふうに、小さな面白いことを少しずつ見つけていって、状況に慣れていった感じです。夫は胆管がんの手術を終えて退院するときに「これからはがんと付き合っていくってことだね」と言っていました。

高橋　大学に復職されて2～3年は普通に通勤されていたんですか。

伸子　はい、2年ぐらいは普通にやっていました。大学教員って、先生も大学教員でしたからご存知のように、通年でちゃんと勤め上げないといけないですよね。大学としては年度途中に辞められるのが一番困る。あるとき、秋ごろだったと思いますが、夫が主治医に「来年度一年間頑張れるでしょうか?」と訊いたんです。それに対して主治医が、「それは無理だと思います」とはっきり答えたそうなんです。夫は熟慮の末、その年度で退職することを決めました。主治医がはっきり言ってくれたからこそです。

義裕　大学はなんといっても学生が一番大事ですから、よほどのことが無い限り年度を通して勤めなければなりませんものね。

仲子　その後はご自宅で。

高橋　ええ、自宅で悠々自適にいろんなことやっていました。でも、私はがんセンターの仕事が大変ですし、日々闘っているわけですよ。だんだん機嫌も悪くなってきたりして（笑い）。私は闘っているのに、夫は「今度ここに旅行に行こう」とか、「そんなに忙しく頑張らないで、もうちょっと休みなよ」とか、気楽なことを言うんです。「いいね、あなたは」って言ったら、「僕、毎日が日曜日だもーん」とか。（笑い）

仲子　じゃあうちでは家事もしてくださったんですか、お忙しい奥さまに代わって。

高橋　夫は昔から結構家事をやる人でした。私は結婚後、彼から家事を習ったくらい。今日はおでん作ったから早く帰っておいで、なんて言われてホイホイ帰ったこともあります。その辺はありがたかったですね。今思うとお互いの時間の余裕ってすごく大事ですね。

仲子　お聞きしていいのかどうかですけども。最期まで家にいらっしゃって看取られたっていう。

義裕　先生のほかに主治医はいなかったんですか。

高橋　もちろん在宅医療のクリニックにお願いしていました。私はもう家族に徹して。痛みはさほど訴えませんでした。

　病院での治療を終えて家に帰ろうと決心したきっかけは、治療チームの先生方が、積極的な治療はここまでが限界だよ、とはっきり伝えてくれたことです。医学的にはできることはやりきったと。それでシンプルに、病院でやることがないなら家に帰ろうと決められました。幸いなことに、帰宅を決意する4カ月くらい前だったでしょうか、緩和ケア医をしている友達が「在宅診療を受けることを見越して医療機関を探しておいた方がいい」と言ってくれたんです。私が躊躇《ちゅうちょ》していたら「今から考えて、在宅の医師に早く会っておいたほうがいい」と。それで、その友人が推薦してくれたクリニックの先生に会いに行っていたのです。振り返れば、相談をしておいて本当によかったです。もう治療は限界だと言われたその日のうちに、その在宅クリニックの先生に「あの時にお会いした高橋ですが、こういう状況になりました」とメールをしたら、すぐに対応してくださったんです。

伸子　週1回ぐらい来てくださったのでしょうか。

高橋　もっと頻繁です。看護師さんたちはほぼ毎日、先生も週数回は来てくださいました。家に帰ったのが10月後半ですが、なんと、そこからかなり持ち直しました。でも胆汁を外に出すチューブが詰まったり、消化管閉塞で食事ができなくなったりして…。治療は病院で対応してもらって、再退院が11月です。そこから最期まで、在宅診療のチームにまたお世話になりました。

義裕　亡くなられたのはいつでしたか。

高橋　２０１７年の1月2日です。

義裕　最初に家に戻られた10月からだと3カ月ですね。

高橋　そうですね。家に居られたのは非常に良かったです。すっかり寝たきりになったのは最後の一週間くらいで、それまでは家の中でうろうろしていました。家にいることが、最高のリハビリになったのかもしれません。

義裕　在宅の患者さんを診て私もそう思うのですけど、本当に亡くなる2週間ぐらい前からいきなりガクンとなるんですね。

高橋　最期の時間が年末年始の休暇にかかったのは、神様の采配だったように思います。彼の在宅療養中、私はずっと働いていました。休職するかすごく悩みましたし、休職制度もあったんですが、とにかくめちゃくちゃ忙しい時期だったんですね。休職の調整をするほうがストレスでした。だから暮れの12月27日まで働いていました。その頃からもう一人にしておけない感じになっていました。彼の妹もしょっちゅう家に来て見守ってくれました。寝たきりになったのは亡くなる1週間前くらいからで、濃密な1週間でしたね。夜は私が隣のベッドで寝ていましたが、お迎えのような、誰かと話しているようなこともありました。寝室のすぐ隣がトイレで、ポータブルトイレを使ったのは最後の3、4日だけでした。私としては、看病はそんなに大変じゃなかったです。

義裕　黄疸《おうだん》（組織や体液が黄染した状態）にはなったんでしょう。

高橋　ええ、まっ黄色になって顔つきも変わりましたが、家族にとっては本当に、変わらず愛しい人でした。一応最後の最後まで点滴はしていましたけれども、本人が「こんな点滴、５００㎖一本じゃ、僕、干からびて死んじゃうよ」って言うんですよ。消化管が閉塞してるから水を飲めないですしね。私は「いや、点滴をしぼるのはね、干からびて安楽に死ぬためのものなんだよ」と言いたかったんですが、さすがにそうも言えなくて。でもそこで在宅チームの先生が一時的に５００㎖足してくださったんです。医学的な判断というより、そのときの夫の気持ちに配慮してくださったんですね。夫はホッとしていました。そのうち意識が落ちて、また点滴量をしぼりました。このときのやりとりは、忘れられません。

義裕　在宅をやっている先生は百戦錬磨であり、本人や家族が何を望んでいるか分かるんですね。ここで何をすべきかってね。点滴していれば家族も本人も納得するんですね。

高橋　はい。

義裕　点滴しないで様子を見るのは、何もしないように思われて実は大変難しいんですよ。

高橋　自宅で点滴するときは、私が準備しました。「最後までお医者さんをさせちゃったけど、そのおかげで家にいることができて良かった」みたいなことを言ってくれたので、少しは役に立ったかなと思います。

●これからの目標

仲子　最後にこれからの目標というのをお聞きすることになっています。

高橋　これからの目標は、そうですね、繰り返しになりますが、がんサバイバーが楽しく交流できる機会をたくさん作りたいです。

仲子　全国にですね。

高橋　えーと、ご当地カフェみたいに全国を回っていければ素敵ですね。リアルに会えなくても、今はオンラインもありますし。いずれにせよ、専門家が患者さんを指導するというより、いろんな人が、ＮＰＯがんサバネットの活動に参加することで内なる力を蓄えられたら素敵だなぁと思っています。

義裕　そうですね、先生、義務に思わないで楽しんでやってください。壊れてもいいやくらいのノリの方がいいいんじゃないですか。

高橋　あ、そうかもしれません。続けること自体を目的にしなくてもいいやと、最近思えてきました。今、丁寧に活動していきたいです。役員は、皆さん完全にボランティアです。忙しい人たちが毎月のオンライン理事会に出てきてくれる。私が続けられなくなったとき、誰かが続けたかったら続ければいい。今はそんなノリでしょうか。

義裕　「よりそいホットライン」は、すごく大きな組織なんですけど、実は役員は全員無報酬でボランティアなんですよ。

高橋　それは、すごいですね。これからはどうなさるんですか。

義裕　モチベーションの高い優秀な人がたくさんいるので大丈夫です。私がこういう状況ですから、元気だったらまだやりますけど、駄目になったら誰か理事に継承してもらえると思っています。昔は法人の運営に政治力が必要だったんですよ。お金を確保するために。今はもう政治力は必要ないと思っています。日本になくてはならない事業に発展しましたので多少の変更はあっても今後も継続していくと思っています。

高橋　もうしっかりと礎《いしずえ》ができて動いているからですね。もし先生が次の方に移譲するとしても、次の方も先生みたいに、和やかに、気楽に話しやすい雰囲気をつくってくださるといいですね。事務局長の遠藤さんがのびのびできるといいですよね。

義裕　評価いただき恐縮です。

伸子　私もいろいろと仕事をしてきましたが、トップは自由にやらせてくれて、かつ責任を取ってくれる人がやっぱりいいですね。

義裕　われわれ理事会が外部の圧力から守る言わば城壁で、城の中で好きに良いと思うことをどんどんやれと、あといろいろ困ったことがあったらそれは理事会に言ってくれと。

伸子　そうそう、言いわけにできるわけですよね。なんかこうクレームとかトラブルがあった時に、仕方ないですよ理事会が決めたことだからみたいに使えるって、そういうのは大事ですよね。事務方が苦労しますから、楽になるようにね。

義裕　運営費は厚生労働省と復興庁からの補助金が大半ですから、世間的には国でやってる事業と思われがちなんですよ。だから理事もそれなりの報酬をもらってんだろうとか。前述のように私も含めて理事は全員無報酬で会議に出てきても旅費も出ません。全員持ち出しが多いボランティアなんです。ちなみに今まで会計検査院の検査を2度受けましたが、金銭出納に関して指摘されるところは特にありませんでした。本当にきちんと会計処理もやっています。

高橋　そういう組織、素晴らしいです。ＮＰＯの運営もしっかりやっていきたいです。

義裕　東京都を始めいくつかの自治体からも結構事業を受けています。無料の何でも相談というのはなかなか難しい事業なのでいろんなトラブルがあります。いつも訴訟も覚悟してやっていますけど、善意でやっているので真摯に対応するのみです。

高橋　理事には弁護士の先生もいらっしゃいますよね。

義裕　はい、います。顧問弁護士もいますので、困った時にはとても頼りになります。

高橋　いやー、なんか非営利の活動の大切さがすごく分かります。私は今まで仕事面では、なんていうのかな、細い糸がつながって病院や大学や国立がん研究センターなどで働くことができました。でもＮＰＯの運営は初めてで、立ち上げてみたら思案することばかりで右往左往しています。

義裕　私もボランティアかつ善意でやっているわけですから訴えられても、全然怖くないですよ。

●地域連携の大切さ

義裕　ところで、がんサバイバーシップの連携が大事って、先生いろんな所でお話してますけど。

高橋　はい。これはがん治療を受けた患者さんの長期フォローアップが必要になってくるからです。治療の副作用が何年も続くこともあるし、心機能の低下のように、治療後、5年10年たってから出てくる晩期合併症があります。治療後も長期的に経過をみる必要がありますが、がんの治療施設ですと、いま治療を受けている患者さんが優先されて、経過を見ている人への対応が手薄になりがちです。そんなとき、がん治療を受け持つ病院と、がんの治療も分かっている地域のプライマリ・ケア（総合診療という意味。一般的には、普段から何でも診てくれて相談にも乗ってくれる身近な医師による医療をいう。開業医が多い）のクリニックとの連携が、今まで以上に重要になってくると思うんです。もちろん、地域の医療者の興味の方向性はさまざまですから、がん患者さんのフォローに興味をもつ地域の先生方に向けた研修会等を通じて、地域の先生方とがん治療専門医が互いの信頼関係を育てていけば、患者さんの紹介や逆紹介がうまくいくのではないかと。

義裕　方向性として大事なお話ですね。ところで先生のホスピスについての考え方は。

高橋　やっぱり安寧な旅立ちはすごく大事だと思っています。苦しさはできるだけ和らげてほしい。自分自身、がんになったら緩和ケア病棟で旅立とうと思っていました。でも考えてみたら、緩和ケア病棟は基本的にがん患者さんに向けたものですよね。がん以外の病気を持つ人の安寧な旅立ちの難しさも最近痛感しています。

義裕　それ言われないと分かりませんものね。大事なことですね。

高橋　そうなんです。認知症や老衰など、がん以外の回復が難しい方の最期をどこでどう見るか。大きな課題ですね。

●体験者の生の声に基づいたがん対策を

義裕　がんの生存率は伸びてますよね。あと若い人たちっていうのは、ある程度の上の年代の人と比べてがんに対する意識感覚っていうのは変わってきていると先ほども伺いましたが、その辺のことについて詳しく教えてください。

高橋　最初の方で申し上げた内閣府のがんに対するイメージ調査ですが、9割くらいの回答者が「がんは怖い」と思っています。ただ、世代が上になるほど怖いと思う人が少なくなってきます。おそらく高齢者の周りにはがん体験者がたくさんいて、結構元気に暮らす姿を見ているからではないかと。逆に若い方で思いがけなくがん診断を受けると、つらいでしょうね。同年代の体験談をシェアできる仕組みや、世代を意識したサポートが、これから一層大事になっていくと思います。ある世代の実感は、ほかの世代にはわかりにくい。やはり、政策を作る時にその世代の生の声を聴くことが非常に大事だと思います。全国の都道府県が、がん対策を進めるための協議会を開いています。そこには必ず患者委員の方々が入っていますが、その声をがん対策に積極的に活かして欲しいですね。世代やがんの種類など、いろんな背景の患者委員の方が会議で発言しやすくする工夫も要ります。ガイドブックが充実している沖縄県の協議会にはＡＹＡ世代の代表の方もちゃんと入っています。さすがだと思います。

義裕　そうなんです。沖縄県はかなり網羅してるんですよ。素晴らしいと思います。

高橋　がんの場合にはがん対策推進基本計画という国の基本計画があって、５〜６年ごとに改定されて今は第４期です。基本計画の中には、ＡＹＡ世代や高齢者など、世代を意識した対策の必要性も明記されています。そもそもがんは高齢者に多い病気ですが、治療のありかたが若い世代と同じでよいのかという疑問もあります。世代別のがん対策はこれからますます非常に大事になってくると思います。

義裕　沖縄県は強調してますけど、世代別の対策に関しては他の県でどうなんでしょうか。

高橋　どの領域もそうかもしれませんが、こういうがん対策や情報提供への力の入れ方は都道府県によってかなり違うように感じています。

義裕　私は、第2次の「健康日本21」（21世紀における国民健康づくり運動）の委員だったんですけれど、私の発言でこだわったのは、地方自治体の役割の重要性に鑑み、各自治体ごとに数値目標を出すように、という事でした。2024年からスタートした第3次の健康日本21でも、地方自治体の役割が重要とされ、その責務が明記されました。

高橋　数値目標も、数値にできる部分と、満足度のように主観的で数値に落とし込めない部分もありますよね。国のがん対策推進基本計画も期の途中で中間評価をしますが、測れない部分は体験者の声を地道に聴く作業が必要だと思うんです。地元の声は、たとえ少人数であっても、聴く努力をした方がいいと思います。偉そうなことを言っていますが、測れない部分こそ、聴こうとするのが大事ではないでしょうか。

義裕　地方の声は本当に大事ですね。

●がん診断後の健康づくり

義裕　ところでNPOの活動にコロナの影響はありましたか。

高橋　がんサバネットは2020年の10月設立なので、コロナ禍の最中でした。まずはオンラインで始めたので、あんまり影響はなかったです。今後はリアルな交流をどう広げていくかですね。「ういケアみなと」のほうは2018年スタートで、コロナの影響をもろに受けました。ただ港区は、コロナ流行中も「ういケアみなと」を閉館しなかったんです。集合型のイベントは止めましたけれども、相談の窓口は開け続けていました。それは良かったです。これからのサバイバーシップケアでとても大事なのが、がん治療中や終了後の健康づくり、体力づくりだと思います。治らない場合でも何年も社会生活を送ることが多いのですから、エクササイズやおいしい食べ方は大事です。その辺の研究が今世界的にも注目されていますね。

仲子　夫ががんになってから私もいろいろ本を読んだり、情報を集めたりしてるんですけど、例えば食事にしてもこういうのががんを防ぐとか、予防するとか、情報が多過ぎてどうすればいいんだろうって。２冊並べて読むと全く反対のことが書いてあったり…。

高橋　ですよね。特定の食品を断てば再発しないとか、いわゆる「とんでも本」もたくさんあります。

仲子　本当にいっぱい出ていますよね。今までの私の食事が悪かったのかしらとか感じてしまったり。これを食べるといいとか書いてあると迷ってしまいますね。私は今まで良いと思って肉と魚を交代で出してましたから。

高橋　がんの発生には多くの条件が影響するし、遺伝要因だってあるわけですから、食事だけが原因ではないのでご心配なく、と言いたいですよね。治療中やその後こそ、おいしいもの、食べたいものを楽しく食べようよ、と。

仲子　私が本に影響されて、これが健康食、これを毎日食べれば、みたいなのを用意すると、夫から修行みたいだねって。もう食事が楽しくなくなっちゃうんですね。

義裕　でもおかげさまで私、糖尿病の方はすごく良くなったんです。

高橋　糖尿病専門医でいらっしゃるのに先生が糖尿病なんですか。

義裕　はい、宮古に1人しかいない日本糖尿病学会専門医でした。そうなんですけど勘でインスリンをやっていた驚くべき専門医でした（笑い）。でも患者さんにはすごく厳しくて、私のところに大学から手伝いに来る専門医みんなが、先生のところの患者さんは血糖コントロールが良い人多いですね、って。私が患者さんに厳しいからって言って（笑い）。東京国際大堀病院院長の大堀理先生に手術をしていただいたのですが、初診の時にHbA1cが9.8％もあって、先生はその日に針生検もやろうと思っていたみたいで。

高橋　これじゃできませんって困った顔をされたでしょう。

義裕　はい、でも無理にやらなくてよかったと思っています。やったら、おそらく感染症の合併症を起こしたかもしれない。で、大堀先生が一言、HbA1cが7.5％以上だと手術できないので、頑張ってください、って。あと何も言わないですよ、私が専門医ですからね。それでインスリンの種類を変えて、家内の応援もあって、3月の初めにはHbA1cは6.2％まで下がりました。

高橋　手術は大丈夫でしたか。

義裕　おかげさまで。私、糖尿病と感染症の研究で学位をとったんですよ。

高橋　なんだかすごいですね、いろんなことが回り回って結びついて。

義裕　医者が自分の病院の中で調べて、例えば肝臓悪いとか腎臓悪いとか糖尿病とかCEA（胎児性がん抗原という腫瘍マーカー、胎児の消化器組織にある蛋白質《たんぱく》の一種）が高いとかっていうのは、職員がみんなに分かっちゃうでしょ。だから自分のところではやらない先生も多い。調べるんだったら全然知らないとこ行って調べるって。

高橋　一般企業でも、経営者が病気になる時の苦労はありますよね。誰にどこまで打ち明けるか。一筋縄では行かないけれど、がんのマイナスイメージに振り回されてほしくないと切に思います。ですから、先生が今回この本を出されることには大きな意味がありますよね。私はがんと仕事の研究をしたおかげで、産業医の先生たちとたくさんご縁ができました。ある会社の専属産業医の方が「人間は生き物だから病気もすればケガもする。社員が病気になるのは当然だと思って私は産業医をしています」とおっしゃいました。なんだか感動してしまったのですが、人間病気になるのが当然なんですよね。

義裕　笑い話ですけど、私の妹に、今度こういう本だそうと思ってるんだと言ったら、進行がんじゃないと深刻さが伝わらないもんねって。

高橋　進行がんだから言えることはあるかもしれないですけど。でも、うちの夫が最初に甲状腺がんになった時、5年生存率が9割以上でも100%ではないわけで、それなりに切実でした。人生は有限だと突き付けられるような驚きだったのかもしれません。

それから最近すごく気になっていることがあります。がんの進行度について「ステージが進む」とか「転移したからステージⅣになった」という言い方です。ステージは初発の時に決まったら、その後変わりませんよね。最近いろんなところで「どこそこに転移をしたから、前はステージⅡだったけど、ステージⅣに進みました」のような言い方がされることがあまりに多いので、がん専門医の友達に確認したくらいです。だって、ステージが途中で変わったら、ステージ別の生存率なんて出せませんものね。

義裕　はい、そうです。手術後の病理診断の結果により、ステージが臨床診断時のステージと異なる場合はありますが、転移したからステージが進んだという言い方は医学的にはしません。ステージは、手術後の病理診断も含めてがん診断時に1回だけされるものと理解しています。

高橋　そうなんです。その辺の勘違いは、小さいことかもしれませんけど最近気になっていました。

●家族の心配、家族の覚悟

義裕　私は、医者を辞めたわけですけれども、前立腺がんの場合、ステージが低いと5年生存率は100%近いですが、Ⅳだと3カ月くらいで逝く人もいます。人によりますね。一昨年（２０２２年）、前立腺がんが全身の骨に転移し在宅で医療用麻薬を使っている友人を見舞ったんですけど、「こんなになってんだよ」って見せてくれたＰＳＡ値がなんと25万でした。笑いながら「よく来てくれたね」って。他の肝機能とか蛋白とか白血球数とかもかなりの異常値で言葉を失ってしまいました。案の定、次の日に旅立ちました。

高橋　やっぱり旅立ち方にはいろいろあるなぁと思って。夫はたまたま年末年始の休みに旅立ってくれたから、濃密に一緒にいられて幸せだったんですね。これが学会中などでこんなにそばにいられなかったら、きっと後悔したと思うんです。夫の闘病中にあえて仕事を休まなかったことが正しかったのかどうかは今も分からないです。

義裕　亡くなられる2週間前まではそれでも一人で何とかできたわけですよね。

高橋　なるべく一人にしないようには気をつけてはいましたが。病院から家に帰ると決めた時に夫が言いました。「家に帰るということは、リスクを引き受けることだ」って。それから「万一、一人で留守番をしている時に何かあって一人で死んでしまっても、廊下でつまずいて転んでそのまま何時間も倒れたままでいても、僕はそれでいい」と。それくらいの覚悟をしているんだったら家に帰ろうと決めました。家に戻りたくても、ああなったら、こうなったらと、心配なさるご家族がいますよね。無理もないけど。

義裕　そうなった時にご家族は大抵は救急車を呼んで病院に運んでしまいます。本人の希望を叶えてませんね。家族が慌てふためいちゃって。

高橋　気持ちがわからないではないです。私が家で看取ろうと思えたのは、夫の覚悟が私を楽にしてくれた部分があったからだと思います。自宅の療養を手伝ってくれた夫の妹も同様だったのではないかと思います。

仲子　家族としてはそれは非常に大事なところで、本人が病気であっても普通に暮らせる状態にいますよね。ほとんどの場合はね。だけど、だからって私が勝手に宮古に戻って仕事したり、用事を足したりして、その間に何かあったらどうしよう、って思ってしまいます。9割方何にもないと思っても、その1割、例えば風呂で転んで頭ぶつけて動けなくなっていたらとか。実際、貧血が進んで弱っていた時ですが、夫は風呂で転倒して頭をぶつけたんです。幸い私が居た時だったから良かったですけど。私が宮古に行って用事を足してる時にそういうふうにならないとも限らないし、かといってずーっとべったりいるっていうのも、それもどうかと。

高橋　家に帰った時に、見守ってくれる人は必要だとは思いました。別にケアをしなくても、そこにいてくれる人。

伸子　ただ何かあった時に、すぐ連絡取れないとね。

高橋　はい。ただそれも完璧に準備することは無理だったので、私も覚悟するしかないなと思いましたけど。

義裕　義弟はね、トイレに立って行けてはいたけど、亡くなる2週間ぐらい前から急に這《は》って行くような状況になり、ほとんど何も食べられなくなって家で亡くなったんです。肺がんで肺内転移があったんですけど、でも呼吸が苦しいとかそういうのはなくて、すごくやせて妹に抱きかかえられて亡くなったんですけど、最後の言葉は、「しょっぺ」だったんです。

高橋　何がしょっぱかったんですか？

義裕　おかゆです。死ぬ時って何人も看てきましたけどパタって逝くことが結構あるんですね。もともとすごく言葉が少なくて、本当に診察中も言葉が少ないんですよ。津軽の人って岩手と違って、誤解を恐れずに言えば、訴えの多い人が多い感じがします。義弟は医局の1期下だったんですけど、ボキャブラリー（語彙《ごい》）が少なくて、そんな中で「さっぱどすっきゃ（さっぱりする）」という津軽弁が癖でした。中学校の時は、青森県でトップの成績だったんですが、自宅が弘前高校の脇の下宿家だったので下宿人の友達と麻雀に染まり、卒業するときは3桁の順位になって。で、私の同期で弘前高校から医学部に来たのが何人かいるんですけどトップで入った人間があそこまで成績が悪くなるって言うのはもう語り草だって。（笑い）

伸子　私、先生に聞きたいなと思っていたことは、夫が手術の時や入院してる時はもちろん、ずっと毎日病院に通っていたんですけど、私も宮古で仕事があったり民生委員なので待っている人もいるわけですね。ブックカフェもやっていて、地域に居場所を作りたいなと思って始めたんですけれど、3月末からずっと閉めていて、

4月16日に手術をしたので、5月中旬くらいからは元の生活ができるだろうなと思ってて、しばらく休みますって言ってきたんですけど、結局今もまだ休んでるんです。けれど、徐々に元気になってきたので、ずーっと一緒にいるよりもいいかなと。たまに私が用事で宮古に戻り帰ってみると、ゆっくりですけど以前より元気になってるんですね。要するに自立心じゃないですけど、私がそばにいると私が全部やっちゃうので逆にあれなのかなと、むしろたまに離れた方が自分で買い物に行ったり、散歩したりして元気になるのかなっていうのもありますし、元気だったら、ずっとついてなくても私もやることをやってもいいのかな、っていうふうに思い始めてて、7月中旬ぐらいからカフェを再開しようかなと思ってるんです。でも、そのいない時に限って何かあったらどうしたらいいんだろうっていうのがあって、元気ならともかくですが。

義裕　毎朝、安否確認のつもりで、メールで今日の東京は暑くなりそうとかって送ってるじゃない。

伸子　はい、安否確認のつもりでメールをしてくれてると思っています。

高橋　完全にお一人暮らしの状況になるわけじゃないですよね。とはいえ、離れている
からこそのご心配もありますよね。

仲子　病気になる前は夫も一人で好きなことやってて、私も平気で好きなこと一人で
やっていたので、お互い苦にならなかったんですけれども、病気になってからは、
いつ何があるのか分からないので。

高橋　すっかり同じではないと思いますが、お気持ちは分かります。わが家の場合は彼
が元気な時期が結構長かったので、これなら私も自分のことができると思った部
分はあります。病状がかなり進んだときも、それはそれで、例えば海外出張は止
めるとか、何が無理なのか考えてできるだけそばにいるようにしましたけれど。
あとは、もう心配し過ぎないようにした方が自分のメンタルヘルスのためにもい
いように思いました。

義裕　一人で全然大丈夫だよ。

高橋　でも心配するものなんですよ。家族ってそうじゃないですか。大丈夫、大丈夫と
本人に言われてもやっぱり心配で…。当面少しずつ続けてみられるのもいいかも

しれませんよね。そのうちもっと活動を増やしたいと思われるかもしれませんが、それはそれで、その時の状況に応じて考えればいいのかも。宮古でのお仕事やご用事、お進めになった方がいいんじゃないでしょうか。

仲子　いやいやいやと思ったり、やっちゃえと思ったり、いろいろと揺れ動いてるんです。

高橋　やってしまったらどうですか。そして状況が変わったらごめんね、でいいんじゃないですか。

義裕　周囲には病気だってまだ言ってないですから。言うとまたいろいろ大変なので。

高橋　大変なのは分かるんですけど、がんだけど元気で暮らしていらっしゃることが、宮古の方たちのがんのイメージを変えるかもしれません。

義裕　4月16日に手術をして摘出標本の病理の結果が5月中旬に出るまでは、本当にどうなるか全く判らなかったんですよ。それまでは気持ちも揺れ動いていました。だって手術してみたら取り切れなかったってこともありますし、膀胱《ぼうこう》等にがんが転移、浸潤していたなんてこともありますから。

高橋　先生、この本早く出しましょう！

義裕　「がんと折り合いをつけて生きる」っていうタイトルどうですか。こういう書名の本ってないように思います。医者ががんになって書いた本をいろいろ読んだんだけど、専門的すぎる感じの本が多くて。この本は、「俺なっちゃったけど、こうなんだよね」みたいな、そういう本だったら肩が凝らなくていいかなと思って書き始めたんです。秋ぐらいに出せればいいかなと。私の患者さんや岩手の皆さんに読んでもらいたいなと。

高橋　私も、今日がんサバイバーシップのことをなんかすごく偉そうにしゃべっちゃったんですけど、一番言いたいのは、がんになったら一巻の終わりではないし、たとえ手術で取り切れなくても、たとえ進行していたとしても、その後があるということです。折り合いをつけながらやっていこうよね、と言いたいです。夫は自分なりに、かなり折り合いをつけて私を幸せにしてくれたと思うし、その後もそれなりに楽しく暮らしました。だから、今がんが分かってどうしようかと思っている方には、「大丈夫だよ、みんな折り合いつけながらやってきたよ、あなただってあなたなりの折り合いをつけられるよ」とお伝えしたいです。

義裕　「がんと折り合いをつける」っていう書名の本は私が調べた限りではないようです。

高橋　いいですね！　私は夫に先立たれて今でも悲しいけれども、大きな病気が分かってからも楽しいことがたくさんあったし、わかる前はもうずっと楽しかったんです。大変なことがあっても、その後に楽しいことは見出せるもんなんだなとわかりました。世の中の人はみんな、自分の大切な人を看取った後も生きているんですよね。考えてみたら、夫婦が一緒に死なない限りどちらかが残りますよね、必ず。だから本当に、その後を生きてきた世の中の人ってみんな偉かったんだなーって思います。

義裕　垣添先生が書いていましたけど、自分の書いた本『妻を看取る日』に、これだけ反響があるというのは、がんで伴侶を失う人が当時でも年に20万人以上いたわけでしょ。今はもっといますよ。日本に毎年それだけいるって事は大変なことですよね。

高橋　大変なことだと思います。大切な人を失ったあとも折り合いをつけながら、どこかでキラキラっと楽しいことを見つけながら生きているんですよね。だから、がんになっても人生は続くと思います。

義裕　本の題名ですが前向きでいいでしょう。

伸子　私もいいような気がしてきました。

高橋　今回は本当に思いがけなくお声がけくださって、ありがとうございます。

義裕　本日は大変貴重なお話を聴けて大変勉強になりました。ありがとうございました。

伸子　とってもいい話でした。ありがとうございました。ますますのご活躍を祈念申し上げます。

鼎談を終えて ―― 高橋都

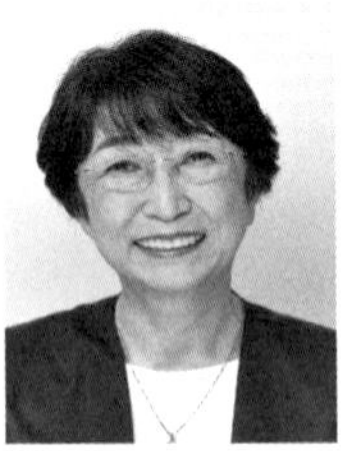

2024年5月、埼玉県の浦和で開催されていた第9回日本がんサポーティブケア学会の出番直前、カバンの中のスマホが鳴りました。「あっマズい、マナーモードにしていなかった！」と慌てて手に取ると、熊坂先生のお名前が。医師であり市長でもいらした熊坂先生の電話番号は、随分前に一度やりとりをさせていただいた折に登録していたのでした。

出番を終えたあと学会会場のロビーの片隅から慌ててご連絡すると、先生はご自身のお病気のこととがんサバイバーシップケアの大切さを熱をこめて語られたあと、鼎談という思いがけないご提案をくださいました。突然の、しかも直球のお話に驚きましたが、直感的にこれはぜひお受けしなくてはいけない、私も先生と奥さまのお話を伺いたいと強く思ったことを思い出します。

がん診断後にも日々の暮らしは続きます。しかし、そのことを診断の衝撃や治療に向き合う日々の中で実感するまでの時間には、個人差があるように思います。電話をくださった時点で先生はすでに当初の手術を終えられ、「これから」に目を向けておられました。

顔合わせのために神田小川町の「よりそいホットライン」事務局に伺ったときには、ホットラインの多角的な活動内容をわかりやすく教えてくださり、事務局長の遠藤さんはじめ、スタッフの方々をご紹介くださいました。そのやりとりがとてもざっくばらんで笑顔にあふれ、偉い代表理事の雰囲気がみじんもないのです。「僕の仕事はみんながスムーズに仕事ができるようにして、最終的な責任をとることだけなんですよ」という言葉は忘れられません。

鼎談当日、先生はあちこちに飛ぶ私の話をじっくり聴いてくださり、私はその「聴く力」に励まされて随分長い間お話ししてしまったように思います。また、全体をみながら要所で話題を振ってくださる奥さまの伸子さんと先生の間には、何とも言えない信頼関係というかつながりが感じられ、その心地よい安心感の中にいられた時間でした。

がんとわかっても人生は続きます。その折り合いのつけ方には、がんがあってもなくても、人生を生きていくうえで共通点があるかもしれません。鼎談からは、自分自身のこれからを考えるきっかけもいただきました。

村上晶彦先生は兄の医局の先輩であり、両親も大変お世話になりました。私も学生時代に実習でお世話になり、今回まさかこのような形でご一緒させていただけるとは想像もしていませんでした。

思いがけない機会を頂きましたことに、心から感謝申し上げます。

＊1　AYA 世代のがんとくらしサポート

https://plaza.umin.ac.jp/~aya-support/

＊2　NPO 法人日本がんサバイバーシップネットワーク

https://jcsurvivorship.net/

鼎談　Part2

がんを見つける

熊坂義裕×村上晶彦×熊坂伸子

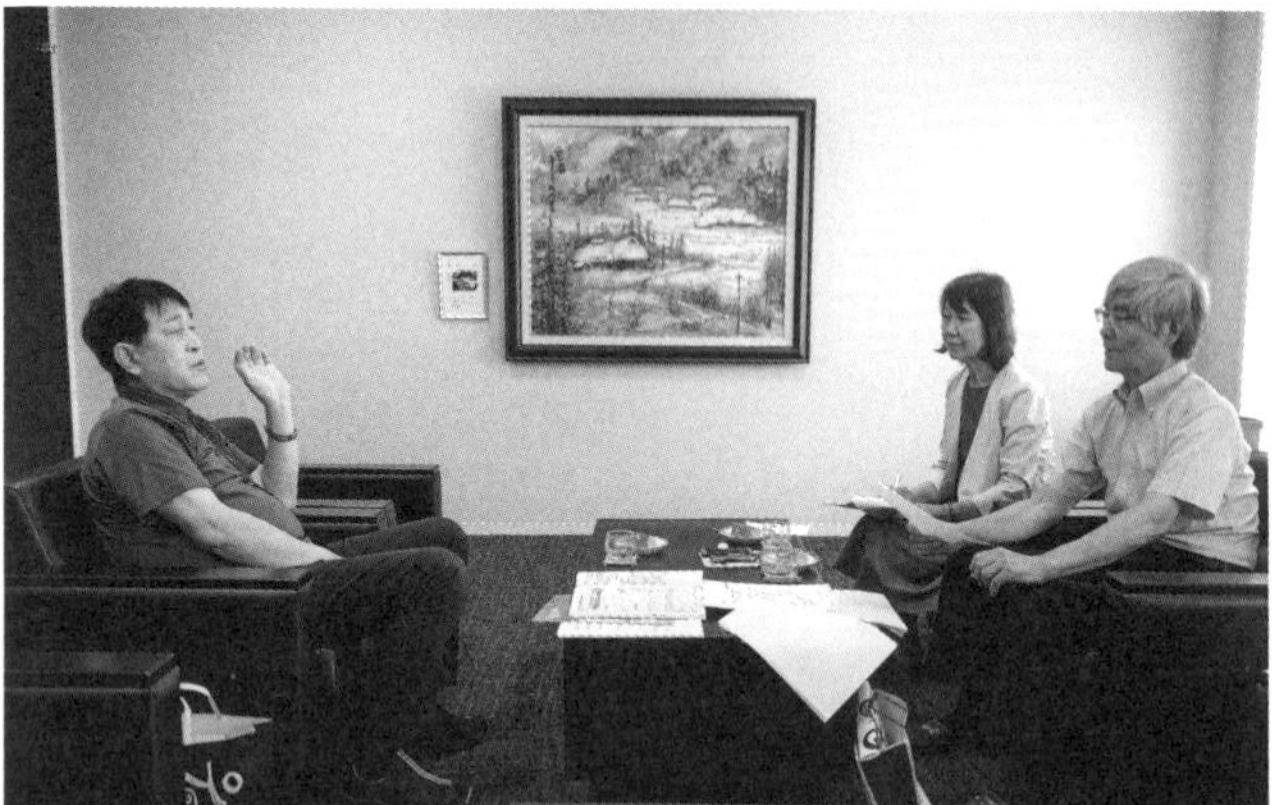

2024年6月29日、岩手県対がん協会「すこや館」にて＝岩手県矢巾町

熊坂義裕（以下「義裕」）　お忙しい中恐縮です。本日はよろしくお願いいたします。

熊坂伸子（以下「伸子」）　先生、よろしくお願いいたします。

村上晶彦（以下「村上」）　こちらこそよろしくお願いいたします。楽しみにお待ちしていました。

義裕　今回、岩手県のがん対策のけん引役である村上先生と、日本のがんサバイバーシップ学の権威である高橋都先生とそれぞれ鼎談が実現したことは、大変光栄なことです。先生方は、岩手県のお生まれで、かつ岩手医科大学のご出身ですから、読者の皆さん、特にも岩手県の皆さんには親しみを持ってこの本を読んでいただけるのではないかと思います。私たちも、先生方とのご縁が深いので、とてもありがたいことでした。

●がん検診　新型コロナの影響

伸子　コロナ禍でがん検診の受診率が減少したという報道を見かけるのですが、岩手県はいかがですか。

村上　岩手県対がん協会も、コロナ禍で受診率が下がって今ピンチなんです。その意味で、今回お声をかけていただいたのは、ＰＲをできる良いチャンスであり、とてもありがたいことでした。

義裕　そう言っていただけるとうれしいです。高橋都先生もおっしゃっていましたけれど、やはり検診を受けていただかないことには、がん対策は話が進まないと。

村上　本当にそうなんですよ。検診を受けていただかないことには、がん、特に早期がんは判らない。できるだけ検診を受けていただきたいと願っています。コロナ禍で受診率が下がってしまいました。新型コロナ感染症は5類になったとはいえ、まだコロナ禍前の水準には回復していないんですよ。岩手県だと、ショート検診といって夏場に集中してやることが多いんですが、コロナ禍に加えて暑いので、なかなか受診していただけなかったというのがあって。

義裕　先生、全国的に今、進行がんが増えているといわれていますが、岩手県では統計的にはどうなんですか。

●大腸がんについて

村上　今、全国的に問題になっているのは、大腸がんが増えているということなんですが、岩手県対がん協会のデータでも、コロナ禍前と比べて明らかに大腸がんが増えています。ご案内のように、日本では女性のがんの死因のうち、大腸がんは第1位なんです。ちなみに男性も第2位になっています。大腸がんの検診は、まず便の潜血反応をやってもらい、それで引っかかったら大腸の内視鏡という流れになります。胃内視鏡と違って、やはり最初から大腸内視鏡というのは受けにくいというのもあります。アメリカ合衆国の人口は3億4180万人で、日本の1億2260万人（ともに2024年）の約3倍近く多いですが、大腸がんの死亡数は、アメリカと日本はほぼ同じなんですよ。アメリカでは、10年に1回、対象年齢の方全員に大腸内視鏡をやっているんです。

伸子　そうなんですか。初めて知りました。日本は、人口がアメリカの約3分の1なのに死亡数が一緒っていうのは驚きです。アメリカの大腸がん対策はどうなっているのですか。

村上　アメリカでは、大腸内視鏡で全ての腺腫性ポリープを切除するというスタンスをとることが多いといわれています。クリーン・コロンというんですけど、クリーン・コロンのあとは10年後に大腸内視鏡をします。10年目に大腸内視鏡検査をすることで、早期のがんが見つかる確率が上がるんです。このやり方は、大腸がんの死亡率が低いのと関係があるといわれています。日本は、便の検診は受けるんですけど、潜血反応が陽性となり要精密検査の通知を差し上げても、実は精密検査を受ける人が6割くらいと少ないんです。ただ、今の大腸内視鏡は、昔と違って患者さんにだいぶ優しくなりましたし、心理的に抵抗感が強い女性に対しても、今は、女性の消化器専門医が増えてきております。

義裕　国立がん研究センターの統計でも、コロナ禍以降に大腸の進行がんが増えているという報告を見たんですけど、特に先生がおっしゃったように、日本では女性の大腸がんは死亡率が1位だという、このことをもっと啓発しないといけませんね。

伸子　便潜血検査でも調べることができるわけですから、便潜血検査そのものが減ったということでしょうか。

村上　はい、だから便潜血検査を受ける機会を増やしたいんです。特に女性の場合は、子育て中だとか、職場に属していないと検診には行きにくいんですね。岩手県対がん協会では、スーパーマーケット等で便潜血検査キットを購入いただいての検診も実施しており、毎年、2、300人くらいはやってもらっているんです。そういうのを利用して受けていただきたいと思います。ほとんどの臓器のがんは、かなりの確率で検診で見つかります。早期ですと、5年生存率が9割以上のがんも多いので、何とか検診を受けてもらい、その結果、必要なら精密検査を積極的に受けてほしいと願っています。それが、一番がんの死亡率を下げる、ということが明らかになっているんです。でも実際、検診の種類によっては、要精密検査となって通知を差し上げてもなかなか受けない人も多いんです。一方で、バリウムによる胃がん検診は、バリウム検査そのものに議論があるところではありますが、要精密検査の結果通知を差し上げると8割以上の方は受けていただけるんですよ。

義裕　バリウム検診の場合は、要精密検査の結果通知が来ると、胃がんかもしれないってみんな思うんですよ。一方、便潜血の場合は痔もちの人は多いから、痔かもしれないって思う人が結構いますね。それで、精密検査を受けない方が多い。

村上　潜血反応ですから痔と区別できないんですね。だから、陽性ならまず1回は大腸内視鏡をやっていただいて、大丈夫だった時は、次は10年後とかね、その辺にまた内視鏡をやれば、早期で見つかる可能性が高くなる。アメリカではそういうやり方です。日本でも、全大腸内視鏡による大腸癌検診の実施を検討中です。また、検診受診率の正確な把握（全数調査）が必要とされます。

伸子　対がん協会では、大腸がん以外にもいろんな検診をやっていますよね。肺がんとか、胃がんとか、子宮がんとか、乳がんとか。今伺って、先生が一番心配しているのは大腸がんでしょうか。大腸がん検診がなかなか伸びないと伺ったので。

村上　はい、がんの死亡率を下げるために、一番適した方法でやってはいるんですけれども、便潜血反応に引っかかっても、精密検査を受けない人が多いので悩ましいんです。そこを増やせば、大腸がんの死亡率も減ってくると思っています。

義裕　便潜血検査が引っかかっても、精密検査に行く人が日本全体では6割ぐらいとは驚きました。これ意外と知られてないですよね。

村上　全員来ていただけるのが理想ですが、せめて8割ぐらいじゃないと。本当に心配です。

義裕　それは地域とか市町村とかで差があるんですか。例えば、保健師が頑張って、来て来てっていうところと、あんまり熱心でないところと関係はあるんでしょうか。

村上　きちんとした統計は無いんですが、多少は関係があると思いますね。岩手県対がん協会のデータでいうと、コロナ禍で便潜血検査の受診者数は、9万6千人から9万2千人に減って、それが今も回復していません。便潜血検査でさえそうなんですから。ただ岩手県の場合は、便潜血が陽性で精密検査を受けていただける率は、83%と他県よりは高いんです。日本全体だと65%ですから。とにかくこの率を上げようと、今努力しております。あとは便潜血検査を受けた人を、初回と非初回で分けて統計をとっているんですけど、大腸がんだと、非初回の人の方で見つかったがんの42％は早期でしたから、内視鏡で治療できる人たちなんですね。

さっき言ったように、この方たちの5年生存率は9割以上なんです。

伸子　岩手は精密検査を受けていただける率が高いんですね。まじめな県民性が幸いしているんでしょうね。

村上　そう思います。本当に高いんです。胃がんでもやはり高くて、精密検査受診率が89％なんですね。高いですよね。全国は79％ですから、10％も違うんです。岩手はまじめな人が多いから。でも、やはり受診率は下がってきているんですよ。大腸がん検診は、バリウムでやる胃がん検診ほどは減ってないけれども、コロナ禍の前までには戻ってないってことです。

義裕　検診を受けずに、症状があってから来る方の中には、進行がんの方が結構多いですよね。

●がん検診　コロナで受診者が減っている原因

村上　胃がんの場合ですが、コロナ禍前と比べて統計学的には有意に早期がんの発見が減っています。

伸子　受診率が下っているのは、コロナ禍だけの理由なんですか。他にも理由があるのかな。

村上　他の理由として大きいのは、アンケートをとると自覚症状が無いから受けなくてもいいんじゃないかと。それとコロナ禍でやはり人が集まるところには行かない方がいいかという風潮になっていました。自覚症状が無いから今はいいかと考える。だけど、やはりがんっていうのは症状が出たときには進行していますので、その前の段階の早期発見、早期治療は、やはり検診からの発見が必要です。

伸子　検診の種類によっては苦しいのがありますよね。例えば、マンモグラフィーだと痛いというのがありますから、嫌がる人もいますね。自覚症状が無いと、痛い思いをしてまで検診を受けるのは嫌ですよね。苦しい検査はしたくないと思う。痛くない苦しくない検診を研究していただけると受診率は上がると思います。

村上　乳がん検診の場合は、エコー、超音波検査ですね、これでも検診は可能です。

伸子　乳がん以外の検査でもつらいのがありますね。私は、ピロリ菌が陽性で、名人といわれる村上先生に内視鏡をやっていただきましたが、結構つらかったです。余計なことを言ってすみません。

●胃がんとピロリ菌　内視鏡検査

村上　胃内視鏡は、今はほとんどが鼻から細いのを入れるんですけれど、やはり苦しいですよね。今、日本人の胃がんの95％は、ピロリ菌感染者か、あるいは感染して除菌した人たちなんです。だからピロリ菌感染があった人、そして除菌した人についても、毎年絶対にやっていただいた方がいいです。実は僕もピロリ菌が陽性なので内視鏡で調べたら、実は胃がんがあったんですよ。幸い早期で、内視鏡で治療することができました。そういうことで、私も軽いがんサバイバーです。それ以来私は、毎年必ず内視鏡検査を受けています。今は、5年とかじゃなくて10年たっても、がんが出てくる人もいるので、内視鏡はちょっと苦しいですけども、やっています。ですから伸子さんも受けてください。まあ検査は10分程度で終わりますから。

伸子　先生、苦しいです。やはり。（笑い）

村上　内視鏡で見つかるがんは、ほとんどが早期なんです。今は内視鏡で切除する胃がんが、外科的手術よりも多くなってきています。検診で早期がんが見つかり、内視鏡で治療するっていうのが今の主流です。特に高齢者の人たちにとっては、バリウムを飲んでもらうっていうのは大変なんですね。検査後に便が出ないとか、場合によっては便が詰まっちゃって、腸に穴が開くなんてこともあったりするんです。そのようなことを防ぐために、バリウム検査については対がん協会では2日間便が出ない人は受けないでくださいっていうようにしています。年齢が高い人ほどピロリ菌感染率が高いので、高齢者の場合は、初めから内視鏡の方がいいかもしれませんね。

今は、内視鏡も鼻から入れることが多いですので、楽になりました。「のどもと過ぎれば熱さを忘れる」で、終わってしまえばこんなもんかと思う検査ですよ。もちろん人によりますが。自分の体のことを思うと、やはり一回はやっていただいた方がいい。ピロリ菌に感染してない人は、毎回しなくてもいいと思うし、65歳以上は2年に1回か、場合によっては、それ以上に回数が少なくてもいいと思います。ただ、若い人はピロリ菌感染がなくても、別のタイプの胃がんの報告が最近多くなってきているので、心配しています。

義裕　別のタイプの胃がんというのは遺伝性のものですか。

村上　「胃底腺型胃がん」といって、将来がんになりやすいタイプのものや、「自己免疫性胃炎」といって胃がんの発症リスクが高い胃炎、それと「EB（エプスタイン・バー）ウイルス関連胃がん」、これは伝染性単核症に感染した後になる胃がんですが、そういうものもあります。これらは若年でもかかりますので注意が必要です。

伸子　私も除菌してもらったんですけど、さっき先生はピロリ菌を除菌した後も毎年やった方がいいと言いましたが、それって意外と知られていないですよ。私は、もうやらなくてもいいと思っていました。

村上　ピロリ菌に感染すると、たいてい萎縮性胃炎になります。それらの中から、萎縮性胃炎が強いと0.6％、つまり1千人いれば6人ぐらいの割合で胃がんが出てくるので、ピロリ菌を除菌したからといって安心しては駄目ですよ。年に一回は検査をした方がいい。

義裕　えー、みんななかなか受診しませんよ。苦しさがわかっているから。

村上　だからこそ、受けていただくからには精度の高い内視鏡検査にしようと心掛けています。昨今は、胃内視鏡にも大腸内視鏡にもＡＩが入ってきているんですよ。ＡＩが入ると何が違うかっていうと、ＡＩが「ここおかしい」ってピンポイントで指摘してくれるんです。大腸の方はポリープがあると、「そこにあるよ」って教えてくれるんですよ。だから医者の目だけじゃなくて、もう一つＡＩの目があって、ここおかしいから見てねって教えてくれる、そして医者の経験もプラスされて、やはりおかしいって思うんですね。ただＡＩは、まだ十分じゃないので、良性なものでも全部チェックしちゃうんです。そこは医者の目で判断するんですね。今、肺がん検診にもＡＩが入ってきて、毎年の写真と比べて間違い探しをするんですね、前とどう変わっているかと。おかしいと引っかかるんですね。すごいですよ、ＡＩを使った検診って。私たち、写真を読影する側にとっても、見逃しが非常に少なくなっている。

義裕　すごいですね。今後さらに技術が進みＡＩがもっと入ってくれば、かなりのレベルアップになりますね。実際に医学部でもＡＩの技術が普通に講義されているんでしょうね。われわれの時代と変わりましたね。

村上　内視鏡にＡＩが入ってきていると先ほど言いましたが、バリウム検査の読影はＡＩではまだできないんですよ。

義裕　職人技ですからね。私も今までかなりバリウム検査をやってきましたけれども、ＡＩに勝ってる（笑い）。ところでバリウム検査をやっているのは日本だけですか。

村上　世界的には少ないのですが、実は南米でもやっています。私、エクアドルに

義裕　ＪＩＣＡ国際協力事業の一つとして　内視鏡的胆汁ドレナージの教育のために派遣されました。エクアドルも胃がんがすごく多い国です。日本の協力で胃がん検診をしていますす。胃がん検診は、バリウムでやっていました。

義裕 エクアドルに多いのは、やはりピロリ菌が原因ですか。

村上　はい、ピロリ菌ですね。

伸子　へー。日本と同じなんだ。

村上　エクアドルでも除菌が進み、だんだん少なくなってきてはいますけどね。日本の方が確実に減っています。

●ピロリ菌の話

義裕　中学校でピロリ菌の検診をやっている自治体がありますね。例えば、横須賀市。

村上　九州でも施行しています。岩手県もできれば、中学生のうちにピロリ菌検査をして除菌すれば胃の萎縮がそれほど進まないので、胃がんになることも少なくなります。今後、胃がんを減らすというのであれば、若年で、例えば、中学生のピロリ菌検査をすべきです。ピロリ菌検査は今、尿でできますから。だから学校検診の時に調べる同じ尿で検査ができますから、それに自治体が助成金を出す。内視鏡はしなくていいので、陽性者には除菌薬を出す。それを保険で認めていただければいいのです。中学生に関してはですね。

義裕　一番先にやったのは横須賀市ですよね。

村上　横須賀市はすごいですよ。除菌までやって、しかも全部公費だから素晴らしいと思う。

義裕　首長に先見の明と決断力があるのですね。岩手県ではやっている自治体ってないですよね。

村上　自治体ではありません。実は、県の方に「横須賀市のようなこういったものもありますよ」って持っていきましたけど、「うちはそこまでちょっとねー」って一蹴されてしまいました。「中学校の検査でピロリ菌がいたらいじめの対象になるんじゃないか」なんて、とんちんかんな理解に苦しむことも言われました。

義裕　なんかずれてる話ですよね。昔は回虫検査をやっていたじゃないですか。私の中学校で、福島市ですが、便を忘れてきたのが何人かいて、一人が忘れて来た同級生に便のお裾分けしたわけですよ。そしたら全員回虫が陽性になっちゃって、言えないじゃないですか、先生に、実は分けてもらったって。それでしょうがないからみんな回虫の薬飲みました（大笑い）。

村上　ピロリ菌はそんなに怖がるようなものじゃなくて、若い時に除菌するっていうのが非常に有効です。

伸子　尿でも検査ができるってことを初めて知りました。

村上　そうです。佐賀県ではすでにやっていますよ。岩手県でもぜひやっていただければと願っています。ピロリ菌については、便を使って検査する方法もあります。実は、花巻市の新成人にご協力いただいて、便で調べたことがあるんですけども、陽性率は多い年で約６％でした。

義裕　昔は井戸水を飲料水や生活水として使用していましたが、今は上水道の整備が進みましたので、数は限られますね。

村上　新成人の人たちで多くても6%ぐらいですから、その率でいうと、中学生もそれぐらいになるんでしょうね。

義裕　花巻市は、どういう理由で始まったんでしょうか。

村上　その辺の経緯は知らないんですけども。まずはパイロット的な検査として新成人にやりましょうってことになり、10年くらい前に始まったようです。前述のように多い年で6%でした。除菌は医師会の方にお願いしてやっていると思います。胃の中で、ピロリ菌はヘリコプターみたいにグルグルって鞭毛《べんもう》回して生きているんですけども、外に出るとアルマジロみたいな感じで丸まっちゃうんですよ。そうすると安定性を獲得して、感染している人の便から出て、それが水系に入り地下水にはいるんです。

伸子　山に登ってそのわき水を飲むとか、良いと信じられてる神様のお水を飲むとかって、特に高齢者は結構飲んでいますね。そういうのは信じないって飲まない人もいるけど、抵抗なく飲んでる人もたくさんいる。

村上　沢の水も感染が怖いですね。ただ、除菌している場合は、それを飲んだからまた感染するというのは、確率的には本当に少ないと思います。たまに飲む分には多分大丈夫だと思います。だから、1回2回飲んだからといって陽性にはならないので。子どもの頃に井戸水や沢水を飲んでいたとか、今もその水を飲んでいるとかですね。

義裕　先生の奥さまは、ピロリ菌はどうですか。

村上　うちの妻、子どもたちは全員陰性でした。

義裕　私はやってないので肩身が狭いです。患者さんには内視鏡を1万回くらいやったのに。（笑い）

村上　それでも、井戸水を使っている人でも調べたら陰性の人も結構いますから、どの井戸水が悪いのかはちょっと分らないんですね。だけど、基本的には井戸水や沢の水は飲まないほうがいい。

伸子　地域性ってないんですか。東北地方に多いとか九州に多いとか。

村上　ないんですよ。

義裕　日本は特に多いんですよね。

村上　ピロリ菌にもいろんなタイプがあって、東南アジア系のピロリ菌が胃がんになる。ヨーロッパ系とかアメリカのピロリ菌は、潰瘍にはなるけど、胃がんになるようなのは少ないといわれています。あと、昔から塩分を多く取ると、ピロリ菌感染と相まって胃がんになる人が多いというのは判っています。胃がんのリスクはピロリ菌感染プラス塩分ですね。

伸子　秋田県とかしょっぱいのが好きなところは多いんですか。

村上　そうとも一概にはいえなくて、実は宮城県に胃がんが多いんです。感染率は大体どの県も同じくらいなんですけど。原因は判りません。塩分の多さが胃がんのリスクになるみたいな傾向はあります。

義裕　塩分とピロリ菌感染が胃がんのリスクを高めるということは、医者としては常識ですが、一般には意外と知られていませんね。

伸子　皆さん知らずに平気でしょっぱいの食べてますよ。

村上　ピロリ菌に感染した人は、しょっぱいのを控えた方がいいのは明らかです。

伸子　例えば、塩分は高血圧のリスクになるっていうのは、ほとんどの皆さんが分かっている。だけど、胃がんのリスクも高くなるっていうのはほとんど知らないと思います。

●胃がん検診　バリウムによるX線検査と内視鏡検査

村上　対がん協会の健診施設「すこや館」で、バリウム検診と胃内視鏡受けた方たちの問診から調べると、4割くらいの方たちがピロリ菌の検査をやったことがないんです。検診の結果でピロリ菌に感染していますので、除菌してくださいと言うとほとんどしてくれます。対がん協会のサービスとして、これは3年くらい前から始めました。ピロリ菌を調べたことがない人の中で、陽性者は1割くらいいるんですよ。その方たちに検査していただくんですが、内視鏡検査の場合は、除菌を80%くらいしていただけるんですけど、バリウム検査の場合だと65%くらいと低いんですね。それで残りの35%の方には、お手紙を差し上げてお願いしているんですが、なかなか受診に至っていません。ピロリ菌と胃がんとの関係の資料なども入れて手紙を出しているんですけど、受診していただける方は少ないですね。

義裕　バリウム検査をやっている国は少ないわけですから､ピロリ菌検査をまずやって、陽性なら胃内視鏡というふうにやった方が良いのでは。バリウムやるぐらいだったら、ピロリ菌検査をして内視鏡にもっていった方が、効率が良いということを言う医師も多くなってきていますね。バリウム検診を無くしてしまって。

村上　ただバリウムの良さっていうのもありますね。内視鏡検査では判らない､例えば、スキルス胃がん（スキルスとは硬いという意味）とか、それはピロリ菌と関係なく若年でもなってしまう悪性度の極めて高いがんです｡バリウム検査をしないと、なかなか判らないことが多いがんです。

義裕　そうですね。私も、若い女性でしたが、内視鏡検査を2回やっても病変がはっきりせず、バリウム検査でスキルス胃がんと診断できた例を経験しました。

村上　それから先ほども言いましたが、今は内視鏡にＡＩが導入されて、いろんな病変が見つかるようにはなったんですけど、バリウム検査の良さっていうのは、胃の全体像が判ることと、十二指腸まで見えることです。それに、バリウムを飲むのは、内視鏡と違ってそんなに抵抗感が無いじゃないですか。水と同じで飲んじゃうだけですから。内視鏡だとどうしても躊躇《ちゅうちょ》しますよね。やらなきゃいけないからと、覚悟して内視鏡を受けるわけですよ。やはりとっつきはバリウムの方がいいと思うんですよね。

義裕　自治体によっては、バリウム検診を止めたってところがあるんですか。

村上　止めたところは、それこそさっきピロリ菌のところで話した横須賀市とか、あと東京都の多摩地区です。多摩地区では、バリウム検診を止めたんです。今は内視鏡検査だけです。多摩地区のように内視鏡検査をできる医療機関が多くて、やれる体制があればどこでも可能ではあります。でも内視鏡検査というのは、頑張っても私たちのところでは、1日12人が限界です。バリウム検診ですと、放射線技師がやりますので、その5倍から10倍くらいはできます。ですから、胃の集団検診を内視鏡でやるとなると、医師の数がかなり必要になります。岩手県の場合は圧倒的に足りません。

伸子　加えて、最初から内視鏡での検診では、受診を控えてしまう人が多くなりますしね。

村上　そうですね。だから多摩地区では、バリウム検診を徐々に減らしていったんですね。加えて、今言いましたように内視鏡のできる医師が多いからできたんです。医療医師会の協力がなければこのような検診はできません。多摩地区のように、医療が充実しているような地域だからできたと思います。岩手県では、検診用のバスで地域に出かけて行ってバリウムを飲んでもらうわけですが、内視鏡だとこちらから行って検査というのはできないので、患者さんに施設に来てもらうしかないんです。

義裕　やはり地域の事情により一長一短がありますね。バリウム検診は、どこでも経験豊かな熟練した放射線技師の方たちが頑張っていますね。

村上　対がん協会の他に岩手県予防医学協会も頑張っていますよ。岩手県対がん協会では、検診用のバスで各市町村に出向いてやっています。あとは事業所単位ですね。余談ですが、検診用のバスを造るところって日本には少ししかないんですよ。特殊車両ですし、安全性とかいろいろと縛りがありますから。

義裕　市長経験者から一言、消防車や救急車もそうなんですよ。早めに発注しないと、予算が執行できないなんてことも起きかねます。ところで、対がん協会は、収入と支出っていうのは公的補助も含めて大丈夫なんですか。もし赤字が出たらどうやって埋めるんでしょうか。

村上　コロナ禍の時は受診率が落ちたので心配しましたが、あの時はコロナワクチン接種の臨時収入がありましたので、それで何とかなりました。それからは、少し値上げをしました。バリウム検診では５００円くらいですね。やはり対がん協会は胃がんのバリウム検診が一番メインですから。それで今トントンくらいです。

伸子　私は先生に、この建物の中で内視鏡検査をしていただきましたけれど、最初に来たときは、新しくて立派で驚きました。

村上　当協会には､ほかに盛岡市の仙北町に健康管理センターというのがあります。「けんん館」といいます。ここは「すこや館」といい、二つのところでやっているわけです。あとは消化器がんだけじゃなくて、婦人科のがん検診も頑張っています。若い女性の人たちの子宮がんもちょっと増えていて、一方で婦人科検診も減ってるんですよ。コロナ禍前は、4万3千人くらいだったのが今は3万3千人と1万人くらい減っているんです。当協会でも、子宮頸《けい》がん検診で、毎年3人、5人っていうふうに結構若年者で見つかるんですよ。若年者で見つかると妊孕性《にんよう》（妊娠するための力）が絡みますので切実です。

義裕　HPVワクチンの問題も悩ましいですね。訴訟も起きていますね。

村上　はい、その問題は難しいし、悩ましいですね。乳がん、子宮がんも多いですし、子育て世代の人たちも多いと思うので、その世代の人たちも何とか取り込んで検診を受けていただけないかと思っています。今協会では、この施設に託児所を作って、お母さんになってても受けてもらうように考えています。病院に行っての検診は、なかなかハードルが高いので。また検診で見つかった場合に、子宮がんと乳がんも婦人科に紹介ができるネットワークがありますし、せっかくこのような立派な施設を造ったので。

●がん家系

義裕　岩手県は、どの部位のがんが多いというのはあるんですか。

村上　大腸がんが多い。特に女性の大腸がん。東北地方も多いですけれど。

伸子　どうして女性に多いんですか。

義裕　私も母を大腸がんで亡くしました。日本に多い理由は分かってきたんですか。

村上　ホルモンとか、日本人に特有の遺伝子とか、ある程度は分かってきてはいるんですが。

伸子　へー、日本人特有の遺伝子ですか。他には。

村上　腸内細菌の影響もあるといわれています。あと欧米人と日本人の遺伝子は違いますからそれも関係あるかもしれない。

義裕　2020年のデータでいうと、部位別のがんの罹患数で女性が一番多いのは乳がん、次が大腸がん、肺がん、胃がん、子宮がんの順になっています。死亡数では、一番多いのは大腸がん、次いで肺がん、膵臓がん、乳がん、胃がんの順になりますね。

村上　大腸がんの場合は、3割くらいが遺伝と関係しているといわれており、四つか五つの遺伝子が絡んでいます。その遺伝子の変異があると発がんにつながり、乳がんの場合は遺伝が関係するのは1割くらいといわれています。乳がん、大腸がんの患者さんに聞いてみると、家族に乳がん大腸がんの方がいる場合は多いですね。膵臓《すいぞう》がんについては、1親等に膵臓がんがあると、大体4.6倍くらいの確率で膵臓がんになるといわれています。ですから、やはりご家族にがんのある人は、ぜひ検診を受けていただいた方がいい。例えば、大腸がんですが、最初は小さいポリープなのに、どんどん大きくなっていくものがあり、その中には、そういった遺伝子が関係しているのがある。ですから家族性はあると思います。

伸子　でも、これだけがんが多くなるとお父さん、お母さん、おじいさん、おばあさんぐらいまで遡《さかのぼ》ったら、ほとんど家族にがんがあるような気がしますが。

村上　そこをよくがんの患者さんに聞くんですけど、半分以上の方は父母、祖父母にいないんですよ。

義裕　うちはがん家系ですね。父は肺がん、母は大腸がんでした。

伸子　私、歳をとったら、ほとんどががんになると思っていたんですが、実際は違うんですね。

村上　こんなデータも出ています。岩手県の胃がんの場合は、85歳以上と85歳未満では、明らかに10倍ぐらい85歳以上に多いんです。

伸子　長生きだからがんが多いのでは。

村上　85歳で分けるとそうなんですけど、70歳で分けると違いは出ないですね。理由はわかりませんけど。

伸子　苦しくない内視鏡検査の方法ってあるんですか。

村上　はい、麻酔してできないわけではないんですけれども、麻酔の影響が完全に無くなるまで、自分で車を運転して帰ることができなくなっちゃうんですね。麻酔をして内視鏡をしたこともありますけど、覚めた時に怒り出した人もいて、「俺、何でここにいるんだ」みたいに。麻酔をして内視鏡をやっている医療施設も県内にります。ただ、対がん協会の検診の場合は、原則麻酔をしないでやっています。

●医師になる動機

伸子　大変勉強になりました。ここで少し話題を変えてリラックスしてもらい、先生自身のことをお聞きしたいと思います。まず医師を志した理由ですが。

村上　家は田舎にあって両親も医者じゃありません。僕は人体に興味あったんですよ。田舎なんで、よくカエルを手で捕まえたりして生物に興味がありました。

伸子　子どもの頃からお医者さんになろうと思っていたんですか。

村上　いいえ、僕は、小さい頃病弱だったんです。妹も喘息《ぜんそく》持ちで、宮城県の国立療養所に転地療養ということで、1年くらい入院していました。

伸子　妹さん、1年だと学校はどうしたんですか?

村上　療養所に学校があるんです。それで、妹の見舞いに行っているうちに、医師の仕事に興味がわいて医師になってみたいと。

義裕　先生は、岩手医大で非常に優秀だったと同窓生から聞きましたよ。

村上　いやー、ただ勉強はよくしましたよ。岩手県の奨学生でしたから、８年間は県立病院に勤めなきゃならない。結局36年間も勤めてしまいましたが。本当に県立病院に勤めて良かったと思います。

伸子　すべて岩手県内での勤務ですか。

村上　はい、全部、岩手県立の病院です。特に沿岸部にある県立病院はほとんど全部ですね。

義裕　大学の医局から病院に派遣されて勤めても、義務年限にカウントされるんですか。

村上　カウントされます。１カ月単位で勤務すればすべてカウントされます。年単位だと自由がきかず大変ですが、そうじゃないので、自由がきいて良い制度だったと思います。

義裕　お父さんはがんだったと伺いましたが、どこのがんだったんですか。

村上　胃がんです。肝臓に転移もありました。父もピロリ菌陽性でした。近い親戚では、叔母が膵臓がんで40代に亡くなりました。叔母は、東京にいて独身だったんです。

叔母には良くしてもらっていましたが、最後は黄疸《おうだん》が出て黄色くなって亡くなりました。当時は、ＰＴＣＤ、経皮的胆道ドレナージといって、体の外から超音波をあてて、胆汁の流れが悪くなっている胆管を探して針を刺し、胆管にチューブを入れて、たまった胆汁を体の外に出す治療ですが、まだやっとできるようになったばかりでした。叔母のことがきっかけになり、ＰＴＣＤをできるようになりたくて勉強したりセミナーに出たり、いろいろと努力してやれるようになりました。その後、内視鏡を使って胆管内の結石を摘出するため、狭い胆管にチューブを挿入する内視鏡的胆汁トレナージ術（ＥＲＢＤ）を会得しました。

義裕　確か、岩手県では先生が最初に始められたんですよね。

村上　はい、懐かしい思い出です。今は技術が当時よりは格段に進んでいます。今は、胆汁を外に出すカテーテルを入れたままでもいいんですよ。当時であれば考えられないですけど。入れたままで何年も生存できる人が増えています。今は食事の影響もあり、胆石症が増えていますが、胆のうにできた胆石が、総胆管に落ちて詰まると激烈な痛みと黄疸が出ます。これも内視鏡を使って、胆管結石を排石できるようになりました。

●岩手県対がん協会の健診・検診

義裕　先生の治療技術向上への絶え間ないご努力についてはいつも頭が下がります。先生が教えたお弟子さんの先生方も、たくさん活躍されていますね。素晴らしいです。さてこの岩手県対がん協会の実績報告書や統計を見ると、非常に詳しく分析されていてすごいと思いましたが、職員は何人いらっしゃるんですか。

村上　正規職員は90人ぐらいです。臨時の人も入れると、１４０から１５０人になります。

義裕　対がん協会の仕事は、間違いが許されないので緊張を強いられる仕事ですし、土日が仕事の場合も多いですよね。待遇はどうですか。

村上　悪くないと思います。原則土日休みで週5日の勤務ですが、ただバスで検診に行く人は、土日もあるので、その時は振り替えの休みを週2日取ってもらっています。

義裕　検診に行って泊まってくる地域もありますものね。

村上　朝が早くて大変です。水沢とか一関だと午後には帰ってこれますが、沿岸部に行く時は遠いので泊まってきます。

伸子　岩手県は、四国4県と面積がほぼ同じですから大変ですよね。

村上　先ほどお話したように、前は受診率が高かったんですが、今は受診者数が減っているので経営は結構大変になってきています。それで新たな事業も立ち上げています。それは膵臓がんの超音波検診です。膵臓がんは増えてきていますし、特にも膵臓がんは家族歴が関係していますので、検診の希望者は結構います。技師さんたちに頑張ってもらっているのですが、2021年に超音波検診マニュアルというのが日本で新しくなったんです。それに対応するような画像をちゃんと撮らなきゃいけないっていうことで、頑張って研修をしてもらっています。膵臓がんについては、3年前までは超音波検診で見つかるのはゼロだったんですけど、最近、膵臓がんが年に1人、2人と見つかるようになってきました。しかもステージが早い段階で見つかっています。超音波検診はこれから非常に大事になってきますね。岩手県の場合は、県北の二戸市や、沿岸部では山田町、洋野町などで、検診バスで行ってやっています。

義裕　超音波を使っての膵臓検診というのを、これからやっていこうとのことですが、まだ全市町村には広がっていないですよね。

●がんの検診は?

村上　膵臓がん検診というのは、5大がん（肺がん、胃がん、大腸がん、乳がん、子宮頚がん）検診に入ってないので、それぞれの市町村で必要だと思ってもらわないとできません。とりわけ、沿岸部だと医療機関が少ないので、受ける機会も無い人が多いじゃないですか。だから、もし家族で膵臓がんになった人がいたら検診を受けた方がいいですよって、今力を入れて啓発しているんですよ。

伸子　先生が赴任されてからなんですね。新しい検診の一つとして、膵臓の超音波検診を始められたのは。

村上　今まで肝、胆、腎の検診だったんですが、それに加えて膵臓もちゃんと見るようにしましょうと、みんなで勉強しました。

義裕　膵臓がんは、予後が悪いので1人2人でも見つけたらすごいことですね。しかも早期に。

伸子　二戸市とか山田町で膵臓がん検診を始めたのは、対がん協会の方からお勧めしたんですか。すぐに承諾してくれたんでしょうか。

村上　そうです。今やっている自治体は二戸市、雫石町、葛巻町、平泉町、大槌町、山田町、軽米町、洋野町、普代村、野田村です。料金は4800円（税別）です。もちろん、市町村から補助が出るところもあります、全額ではありませんが。

伸子　他の市町村は勧めたけど、のってこなかったということですか。

村上　はい。やはり予算なんでしょうね。

伸子　やはり、人口が多い自治体ほど、金額が大きくなるからだと思うんですが、なかなかやらないですね。対象は何歳以上にしているんですか。

村上　35歳以上です。

義裕　膵臓がん検診は、広島県の尾道医師会が日本で最初にやりましたよね。大学の同期生が尾道医師会にいるので知っていました。

村上　はい、尾道総合病院消化器内科の花田敬士先生が尾道医師会と連携して、2007年から始めたものです。膵がんプロジェクトっていうもので、要するに、さっきも言いましたように家族に膵臓がんの患者がいるとか、あと糖尿病、肥満、喫煙などがあることを市内の開業の先生に情報提供してもらい、それから超音波検査をやるんです。そして膵臓の中の膵管が少し拡張しているとか、膵臓に嚢胞《のうほう》があるとかが見つかった人は、今度は尾道総合病院に紹介されて更に精密検査します。何ともなければ、また紹介先にお返しして、ケースによりますが、半年とか1年後に検査というふうにしてやっています。膵臓がんの早期発見には超音波内視鏡といって、胃とか十二指腸壁から超音波で膵臓の中を見る方法で、小さながんを見つけることができるんです。あとは細胞診ですね。膵臓の膵管に細い管を入れて膵液を採取して、細胞診でがん細胞がでれば、手術するという流れになっています。実際、尾道地区では、ステージ0とかIの早期の診断例が増加しています。「尾道方式」と称されるに至り、今は全国30カ所以上で同様の取り組みが展開されるようになっています。非常に良い取り組みだと思いましたので、実は私も以前、岩手県立中央病院でそれをやろうと思って1年くらい検討したことがあったんですよ。でも、岩手県だとどうしても連携できる医療機関が少なくて、途中で諦めざるを得ませんでした。

義裕　それで、先生が対がん協会に移られてから超音波検診を始められたのですね。こっちから車で行くんですか?

村上　はい、超音波検査装置を積んだバスで、検査に熟練した技師さんたちが行って、検査をやってきます。

伸子　超音波検査の時間ってどのくらいですか。

村上　一人だいたい15分くらいですね。

義裕　先生が指導したわけですね。

村上　超音波検査は、臨床検査技師の資格でもいいですし、看護師もできるんです。もちろん私も指導しますが、みんなで切磋琢磨して勉強していますよ。「超音波検査士」という資格もあって、うちでは4人が取得しています。僕なんかよりずっと検査上手いですよ。（笑い）

義裕　ご謙遜を。超音波検診では、胆石とか肝嚢胞とか、いっぱい見つかるでしょう。

村上　今は超音波検査マニュアルというのができて、基準が全国一律になったんです。それに沿った画像を撮るというのが流れになっています。検査の精度も求められるので、協会としても緊張しながらやっていきたいと思っています。

義裕　バリウム検診は、放射線技師が行って写真を撮ってきますよね。それと同じように、超音波検診も並行して対がん協会としてこれからやっていきたいということですね。

村上　はい、岩手県の市町村の人たちに、超音波検診も普及させていきたいと希望しています。膵臓がんは増えていますし、みんなに怖い病気だと思われていますからね。でも、今は抗がん剤も進歩してきているので、前みたいにすぐ亡くなるっていうのじゃなくて、ある程度1年とか、家族との時間が持てる治療成績になってきてるんですよ。だけど、膵臓がんでも、1㌢以下で見つかると、5年生存率は8割くらいなんです。1㌢くらいのを見つけるには、超音波で膵臓の膵管が3㍉以上拡張していれば精密検査をしていただくんですが、技師さんたちの検査技術の精度が更に上がっていくことが重要になります。そのためには日々修練です。その努力のかいがあって、うちでも膵臓がんを見つけることができるようになってきました。

伸子　技師さんからすればやる気といいますか、モチベーション上がるでしょう。もっと頑張りたいってなりますよね。

村上　初期で見つけるとやりがいを感じますからね。

義裕　先生が来られてから、膵臓がんはどのくらい見つかっていますか。

村上　膵臓がんは、バスの検診での昨年までで3人見つかっています。ここの施設の検診で見つかるのは年間1人から2人くらいですね。年間2万2千人くらい超音波検診をやって、両方の結果で年間だいたい1人から3人、多い時で3人です。でも、この施設で3年前まではゼロでしたから。

義裕　素晴らしい成績ですね。先生が来られてから、肝、胆、膵をずっとやってこられて、そしてこの間膵臓がんも何人か見つかって、それってすごいことです。

村上　バスの検診で見つけることができたのはうれしいことでした。一人の人は1《センチ》くらいでした。

義裕　大学病院だって、早期の膵臓がんの手術例は少ないんじゃないですか。

●膵がんのリスク

村上　さっき言ったように、突然がんになるわけじゃないので、家族歴とか、リスクがある人がやはりがんになると思うんで、そのリスクがある人を、自覚症状が無いうちに検診を受けていただくというのが大事ですね。それが検診の理想的な姿だと思います。（家族性膵がん）*

伸子　膵臓がんのリスクに家族歴がかなり関係するのは今日初めて知りました。その他でなにか注意することはありますか。

村上　はい。あとお酒を飲む人ですね。アルコール量で1日60グラム以上を10年間、ビールだと500㎖が3本、焼酎だと缶チューハイ350㎖が3本、日本酒だと、3合です。アルコール常習者は慢性膵炎になりやすいですが、慢性膵炎になると膵臓がんのリスクが上がります。糖尿病（特に発症から2年以内）と急にコントロール悪化の場合、肥満ですね。肥満度を表わすBMI（ボディマス指数、身長と体重から計算）が25以上とさらに喫煙の人です。食道がんについていわれているのは、アルコールを分解するアルデヒド脱水素酵素が欠損している人で、日本人の半分近くになります。お酒を飲んだ時に発生する有害物質のアセトアルデヒドは、この酵素によって分解されるのですが、欠損している人は、アセトアルデヒドにさらされることになり、がんのリスクが上がります。それから何といってもタバコを吸ってお酒を飲む人ですね。

伸子　酵素の欠損って飲んですぐ赤くなる人のことですか。

村上　はい、最近は唾液で欠損があるかどうか調べられるようになったんですよ。そういうのも検診で発見できたら、お酒飲むのをなるべく控えるように言える。

●がんのリスクを知って賢くがん検診を

仲子　「お酒を飲むなら検査しなさい」ですね。

村上　そうそう。「がんのリスクを知って賢くがん検診を受けましょう」です。自分がそういう体質だということが分かれば、これは発がんのリスクがあるよと、若い人ほど考えると思うし。最近の若い人たちはそういう情報に敏感ですからね。ピロリ菌もそうだし、いろんな検査が発達してきたので、そういうのを上手に活かして健康意識を高めていってほしい。がんになっても早期発見、早期治療ができるんだから。

義裕　対がん協会としては、医学の進歩に伴って、お金がかかっても新しい検診を取り入れていこうということですね。市町村もやはり同じ意識になることが大事ですよね。自治体の方から声をかけて。ＰＳＡ検査は、宮古市が岩手県の市町村で初めて検診項目に入れて予算化したんですよ。予算化したのに自分が検査をしない

村上　で、前立腺がんになってるんだから、ほんとあきれてものが言えません。（笑い）胃がん、大腸がん、肺がん、子宮頸がん、乳がんの5大がん検診は、もちろん全市町村でやっています。それ以外のがんについては各市町村が積極的にやるかやらないかのスタンスで変わるんですよ。

伸子　5大がん以外は、市町村次第ということなんですね。

村上　そうです。宮古でPSA検査をいち早く予算化したのは、熊坂市長の英断なわけです。

義裕　そう言われると、ますます返す言葉がありません。（笑い）

村上　話は変わりますが、私、精密検査が必要って判ると積極的に紹介状を書くんです。書くのがそんなに苦じゃなくて、自分でも感心するくらい毎日たくさん書いています。だから午前中健診して午後に説明じゃないですか。また日を改めて来ていただくのは申しわけないので、昼休みの時間に紹介状を書いて、午後に患者さんに渡しています。昼飯の時間がないんですけど早食いですから。（笑い）

義裕　私も先生からの紹介状は何通もいただきましたよ。その度に思ったんですけど、丁寧な紹介状ですね。

村上　丁寧ではないですけど、年間、４千通ほど書いています。先生方には申しわけないんですけど、対がん協会からの通知の中に、例えば、ピロリ菌の除菌をお願いしますとか、紹介状の手紙を入れると、やはりそれなりの効果があると思ってやっています。今までずっとがんだけ見つけるために頑張ってきましたけれど、これからは、その前の予防のところもやるっていうのが必要だと思うんです。リスクのある人は毎年受けてくださいねって。先ほどの超音波検診でも膵臓がんを早期に拾い上げて医療機関に紹介するとか。そういう流れを何とか岩手県でも作っていきたいなと。ちょっと頑張りすぎて疲れてるんですけど、岩手県の検診のレベルを上げていきたいなと思っています。

義裕　先生はほんとうにたくさん仕事をしてますよね。

村上　今度、内視鏡検診を「けん館」でも始めたので、ますます大変になりました。

義裕　先生はどこに行っても仕事しちゃうから。内視鏡が本当に好きなんですね。そのことは、私の歯科の主治医である先生の奥さまも言っていました。学会発表や論文投稿もすごい数ですね。

村上　仕事中毒は性格ですね。来週また消化器がん検診学会があるので行ってきます。

義裕　すごい。ものすごい数の学会発表をしてますよね。ではこの辺で話題を変えます。先々週、高橋都先生のお話を伺ったのですが、がんサバイバーシップについて先生のお考えをお聞かせください。

村上　県立宮古院院長時代に、がんサバイバーシップという言葉は知っていました。

義裕　私は、自分ががんになってから、がんサバイバーシップって大事だなと思い知りました。

村上　がんサバイバーシップについては、ＭＳＷ（医療ソーシャルワーカー）の人たちから度々聞いていました。県立宮古病院や中央病院にも医療相談室がありますから、その言葉はよく出ていましたよ。

義裕　病院って敷居が高いので、全く関係ないところの、病院の外で違う場所に、がんの相談できる場所があればいいんですが、岩手県には無いでしょう。

村上　ありませんね。

義裕　高橋都先生も、岩手には無いんじゃないかなって。過日お訪ねした港区立がん在宅緩和ケア支援センター「ういケアみなと」のような行政で運営している施設は、あと金沢に1カ所あるだけで、日本には2カ所しかないとのことでした。

村上　岩手県で、がんサバイバーシップに関する取り組みをやってる地域は、中部地区、特に北上です。北上医師会の方は、がんの相談と緩和医療とかに対して一生懸命です。

伸子　がんサバイバーシップは、今後どこでもますます大事になると思いませんか。日本は、退院した後が欠けてますものね。

村上　そうなんです。がんについて気軽に相談できるところが、どの地域にでもあることが当たり前にならないと。

義裕　やはりこれも予算が関係するんですね。港区は、区長さんに先見の明があり偉かったんです。金沢は、石川県が予算化し、石川県済生会金沢病院に熱心な先生がいたからできたんです。病院と違うところにあるのが大事になります。要するに、介護保険の「地域包括支援センター」みたいに、言い方は私が勝手に考えたんですけど、いわば、「がん包括支援センター」みたいに、街中にポンとあるのがいいんです。気軽に寄れるから。

村上　盛岡とかそういったところに、ポンとあったらいいよね。

義裕　先生は、たくさんの後輩の専門医を育てましたね。

村上　県立宮古病院の時も、県立中央病院の時も、研修医の先生が回ってくる丁度いい環境にいたので、弟子だと思って育てたというか。昔は今と違って仕事を終えてからの後輩医師との飲み会が結構多くて、ついて来いって、これも指導のつもりでしたが、今だったらパワハラですね、当時は普通だったんですけどね。私、趣味はと訊かれたら「学会」と「宴会」って言っています。（笑い）

義裕　私も医局時代には、午前2時くらいに先輩に連れられて、でも朝4時から実験するぞなんてみたいなことが普通でしたね。

村上　そうですよね。臨床だって、主治医になると土日・祝日だって必ず入院患者さんを回診することが普通と思っていました。

義裕　私も、勤務医時代は土曜・日曜・祝日・夜中と回診をしました。病院に泊まることも多く、「パパ、また来てね」なんて言われていました。宮古病院時代、仕事終わりの宴会は多かったですよね。開業する時にね、銀行の支店長さんが病院の官舎に来られた時に、何で先生10年も医者をやってるのに貯金が無いのかって。そうしたら、家内が「夫は交際費に使っちゃって」って言ったら、支店長は、これだ、この人は開業したらはやるかもしれないと思ったみたいで。それまで銀行と医療金融公庫2本立てでやっていたんですが、当行1本でやらせてくださいって。どこで功を奏するか分かりませんね。（笑い）

仲子　よかったです。それと借金を返せて。うなされていました。（笑い）

義裕　35歳で開業して若かったからできましたけど、途中で今のような大病をしたら大変でした。大病したのが今で本当にラッキーでした。話が脱線して済みません。今日は、大変貴重なお話を伺うことができましたが、最後に付け加えることはありますか。

●岩手県対がん協会の仕事

村上　協会の職員は、みんな真面目に一生懸命やってくれています。うちでは検診が終わった後の人が、その後どうなったかというデータもしっかりと調べているんですよ。お手紙を差し上げたり、市町村にお願いしたり、病院にお願いしたりして、最終診断までステージも含めてキチンと全部調べていて、それを日本対がん協会に送っているんです。これは、非常に高い評価をいただいています。詳しくは、当協会のホームページを参照ください。

義裕　「検診やって終わり」じゃなくて今、先生がお話しされたように長期的視点に立ったデータ管理って、個人はもとより全体にとっても非常に重要なことですよね。がん医療の現場で長年やってきた先生だからこそいろいろとできるわけであり、岩手県対がん協会は、岩手県民といってもいいと思いますが、先生に赴任していただいてとてもありがたいことだと鼎談を通して改めて感じました。本日は誠にありがとうございました。ますますのご活躍を祈念申し上げます。

伸子　協会としてピロリ菌を除菌までする話、膵臓がん検診に力を入れている話など、県民の一人として大変心強く思いました。本日はお忙しい中、ありがとうございました。

村上　こちらこそ、この企画にお声をかけていただきうれしいです。

鼎談を終えて　──── 村上晶彦

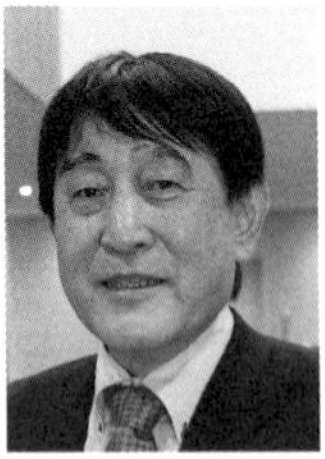

熊坂先生との出会いは、私が29歳で岩手医科大学第一内科から初めて赴任した岩手県立宮古病院の時です。当時の宮古病院は、宮古駅前（現在の宮古郵便局の場所）にあり、外来入院患者ともすごい人数で、外来と内科の検査が終了するのはいつも夕方。それから、入院患者さんの回診をして、終了するのは午後8時を回っていました。当時私が、先に第二内科科長として赴任しており、その後第一内科科長として熊坂先生が赴任されました。先生は、素晴らしい実行力で、いとも簡単にものごとを解決していく先生で、それでいて温厚であり、皆に目配せ気遣いがあり、皆さんから好かれる先生でした。さらに顔が広く知らない人でも話すとすぐに仲間に組み込むという特殊な才能があり、熊坂先生の輪が広がっていきました。宮古病院以来現在まで熊坂先生とは、家族ぐるみの

お付き合いをさせていただいております。

その中で、一緒に宮古地区糖尿病友の会を立ち上げ、当時岩手医大第一内科の糖尿病専門の丸浜喜亮教授においでいただき、患者さんに寄り添う医療を実践しました。開業されても、いろいろな患者さんを宮古病院に紹介していただき、当時から医療連携を積極的にされていました。

その後、なんと宮古市長に転身され、数々の役職に就任され、著書も多く、また学びの精神で、伸子夫人ともども華々しいご活躍をされています。

市長を退かれた後でも、京都大学医学部の非常勤講師に就任したり、各大学からの講演は引っ張りだこですが、地道に宮古の熊坂医院で診療もされて、宮古医師会の活動休日当番医なども実直になさり、頭が下がります。

そんな熊坂先生から、パタッと連絡が来なくなり心配していたところ、ステージⅣの前立腺がんになって東京で手術治療を受けてきたとの連絡がありました。幸いロボット手術で後遺症もなく、また復活できそうだとの連絡をいただき安堵《あんど》しておりました。

そんな中、私と熊坂先生と伸子夫人と一緒に岩手県のがん検診について鼎談するという無茶ぶりの連絡が入り、矢巾の岩手対がん協会「すこや館」に来ていただき、私への質問を軸に、シナリオもないままにぶっつけ本番で本書の鼎談が開始されたというわけです。

がん検診では、偽陽性（正常を病気の疑いとする）、偽陰性（異常を病気なしとする）が起こりえますが、先輩たちの努力で早期発見し早期治療が可能です。これからは、発見することだけでなく、予防することや自身のがんのリスクを正しく知って、それに見合う検診を受けることが大切な時代だと思います。熊坂先生の著書のなかに参加できたこと、大変光栄に存じます。

高橋都先生には、私が最初に宮古病院に赴任した際、お父さまとお母さま（それぞれ耳鼻科と内科を宮古市で開業）に大変お世話になりました。また、お兄さまの潔先生（故人）は、同じ医局の2年後輩でとても優秀な医師であり、日本の肝臓病を支える医師でありました。

がんという病気は一筋縄ではいかず、それぞれの患者さんにそれぞれの悩みがある病気です。それでも、前向きに過ごしていただきたく「がんと折り合いをつけて生きる」

ことが大切と考えます。

＊家族性膵がんに関する情報サイト

がん情報サービス

https://ganjoho.jp/pubric/cancer/pancreas/prevention_screening.html

すい臓がんドットコム

https://suizogan.com/family/familial-pancreatic-cancer.html

岩手県対がん協会

https://www.i-taigan.jp/

おわりに

熊坂伸子

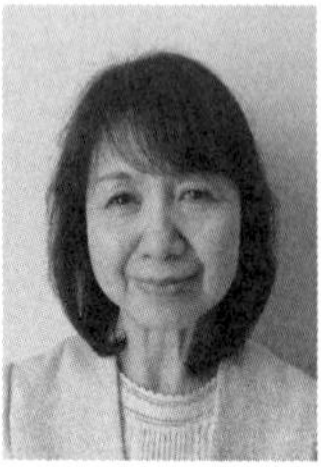

夫が、がんにまつわる自身の体験や「がんサバイバーシップ」に関する本を書きたいと言うのを聞いて、私は大賛成でした。この数カ月余り、朗らかで、合理的で科学的、積極的で前向きないつもの夫とは明らかに違う姿をしばしば見せられて、やむを得ないこととはいえ、つらく悲しい気持ちを抑えられずにいたからです。何でもいいから、夫には夢中になって何かに取り組んでもらい、気力と体力を奪っているがんや薬の副作用に立ち向かってほしかったのです。

夫が前立腺がんのステージⅣであると告げられたのは2023年の11月上旬でした。夫は取り乱しもせず、冷静で、まるで他人ごとのような口調でした。一番ショックを受けているはずの本人が、いつもと変わらぬ様子でいるのに、周りが動揺したり、泣き叫ぶわけにはいかないと思いながら、私がイメージする「がんに罹っていることを知った時」の状況とは随分違うものだと感じながら、夫の説明を聞いていました。ですから、この本の下書きで、夫が4とか9という数字をとても気にしたという文章を読んだ時、「やっぱり冷静なんかじゃなかったんだ、ショックを受けていたんだ」と分かり、家族の動揺をおもんぱかって、平気なふうを装っていたのだと気付いて涙が込み上げました。涙といえば、夫の病を知って以来、執刀医である東京国際大堀病院院長の大堀理先生から「手術は思い通りにできましたよ」と、おっしゃっていただいた時や、夫が息切れもせずスタスタと私の前を歩く時など、うれしい場面ではもちろんのこと、美しい景色を見たり、かわいい赤ちゃんを見たり、何でもない日々のふとした瞬間に涙があふれて仕方がありません。

この本を書くために、高橋都先生と初めてお会いできました。事前に高橋先生らが監訳された「がんサバイバーシップ学」という分厚い本を夫から渡されて読みましたので、「がんサバイバー」とは患者本人だけでなく家族も含めていうのだと知ってはいました。しかし、「がんサバイバーシップ学」のわが国の第一人者である高橋先生ご自身が、妻として夫のがん（胆管がん、ステージⅣ）と亡くなるまで、どう向き合ってきたのかというお話をお聞きして、初めて「がんサバイバーシップ」の概念が理解できたように思いました。特に印象深かったのは「がんは時間があるのが特徴」とおっしゃったことでした。もちろん、がんによっては非常に経過が速いものもあるでしょうが、多くの場合、昔ながらのがんのイメージとは違って、意外に長く普通の生活が続くものらしいのです。だからこそ、「がんでも働ける」、「がんでも笑える」時間があり、もしかしたら「がんを忘れる」瞬間もあるのかもしれないのです。

夫の病気を知ってから、がんに関する多くの書物を読み、検索を繰り返して、情報の海の中で混乱しながら、特に食事面で気を配ってきました。「がんに効く」と聞けば献立に加え、「がんに悪い」と聞けば食卓から排除しました。夫の好みよりも、栄養とか、体に良いかどうかを重視して、夫に言わせると「まるで修行」のような食事を出し続けたりしていました。けれども、それを完璧に行おうとすれば、夫ばかりか準備する私にとっても苦行であり、とても続けられないことがすぐに分かりました。これまで私が作ってきた食事が病気の原因なのかと落ち込むこともありましたが、試行錯誤の末に、私は割り切ることに決めました。出来ることを出来る範囲でやる、頑張るのは朝食だけ、昼食と夕食は夫が食べたいものを作ると。それでだいぶ気持ちが楽になりました。

食事以外でも無理はやめました。当初、手術後20日ほどで元の生活に戻れるのではないかと予測し、自分のスケジュールを立てていましたが、それは大きな間違いでした。ロボット手術のおかげで術痕の回復は早かったのですが、術前に続けていた内分泌治療の副作用といわれる貧血がひどくて、夫一人で外出させることができなかったのです。家の中でもつまずいたり転んだりして、危ないこともありました。少しずつ散歩の距離が伸びて、一人で買い物に行ったりできるようになるのには、2カ月ほどかかりました。それでも、もう大丈夫と思っても、夫から離れることにはなかなか踏み切れずにいたのは私の方でした。私が留守をしている間に何かあったら、もしも一人の時に倒れたら、などと考えだすときりがありません。結局、「その時はその時」と割り切るしかないと、これも高橋先生に教えていただいた極意です。

村上晶彦先生との鼎談も大変勉強になりました。先生には私自身、ピロリ菌感染があり、昨年内視鏡検査と除菌をしていただきました。結果、がんは無く萎縮性胃炎と診断していただきホッとしました。もっとも、鼎談の中で先生はピロリ菌を除菌した人は毎年内視鏡検査を受けた方が良いとおっしゃったので検査のつらさを思い出し悩んでしまいました。がん検診全般に言えることとですが、費用の問題を承知の上で言わせてもらうと、カプセル内視鏡（小さなカプセルを飲むだけ）を導入するとか、超音波検査の精度を上げて導入する（乳がん等）とか、ＡＩ等の進歩を応用してもっと楽な検査方法を開発するとかしないと、いくら呼び掛けても検診は頭打ちのままで伸びないのではないでしょうか。

鼎談では、検診率の向上と検診既受診者のきめ細かな経過観察で、「早期のうちにがんを見つけて治療に結びつけたい」という並々ならぬ村上先生の情熱に圧倒されました。高橋先生もおっしゃっていましたが、「検診を受けていただかないことには、がん対策は話が進まない」、夫の前立腺がんと私のピロリ菌感染で本当にそうだと思いました。

夫のがんとの付き合いは、どれくらいの長さになるのか素人の私には判りません。大堀先生は「楽観はしないでください」とおっしゃいました。楽観しすぎず、かといって悲観しすぎることもなく、夫と夫のがんに寄り添っていけたらと思っています。

2024年10月

主な参考文献

『ロボット手術と前立腺がん』（大堀理　祥伝社　２０１９）
『前立腺がんは「ロボット手術」で完治を目指す！』（大堀理ら　青月社　２０２３）
『前立腺がん　診療ガイドライン　２０２３年版』
（日本泌尿器科学会　メディカルビュー社　２０２３）
『前立腺がん　病後のケアと食事』（頴川晋監修　法研　２０２０）
『「がん」はどうやって治すのか』（国立がん研究センター　講談社　２０２３）
『人はどう死ぬのか』（久坂部羊　講談社　２０２２）
『死を受け入れること―生と死をめぐる対話―』（養老孟司・小堀鷗一郎　祥伝社　２０２０）
『死を生きる　訪問診療医がみた７０９人の生老病死』（小堀鷗一郎　朝日新聞社　２０２４）
『死ぬということ　医学的に、実務的に、文学的に』（黒木登志夫　中央公論新社　２０２４）
『死を考える』（『エース編集室』　集英社　２０２４）
『中井久夫　人と仕事』（最相葉月　みすず書房　２０２３）
『母の最終講義』（最相葉月　ミシマ社　２０２４）
『人間をみつめて』（神谷美恵子　河出書房新社　２０１４）

『もしも一年後、この世にいないとしたら』（清水研　文響社　２０１９）
『外科医の独り言』（板本敏行　南々社　２０２２）
『がんになった人のそばで、わたしたちにできること』（西智弘　中央法規　２０２３）
『がんは人生を二度生きられる』（長尾和宏　青春出版社　２０１６）
『ステージ４の緩和ケア医が実践するがんを悪化させない試み』（山崎章郎　新潮社　２０２２）
『がん闘病記』（森永卓郎　フォレスト出版　２０２４）
『在宅緩和ケア医が出会った「最期は自宅で」30の逝き方』（高橋浩一　光文社　２０２４）
『余命10年　多発性骨髄腫になって、やめたこと・始めたこと』（岸博幸　幻冬舎　２０２４）
『文藝春秋２０２４年６月号「がん先進治療はここまで来た！」』（森省歩　文藝春秋　２０２４）
『遺族外来─大切な人を失っても』（大西秀樹　河出書房新社　２０２３）
『がん哲学外来へようこそ』（樋野興夫　新潮社　２０１６）
『いのちのそばで　野の花診療所からの最終便』（徳永進　朝日新聞出版　２０２４）
『老後をやめる』（小林弘幸　朝日新聞出版　２０２４）
『死は存在しない　最先端量子科学が示す新たな仮説』（田坂広志　光文社　２０２２）
『大往生のコツ　ほどよくわがままに生きる』（小笠原文雄　アスコム　２０２４）
『医療用麻薬物語　職人技としてのがん疼痛治療』（山室誠　中外医学社　２０２１）
『がんに負けない、あきらめないコツ（増補決定版）』（鎌田實　朝日新聞出版　２０１２）

『うまく老いる』（樋口恵子・和田秀樹　講談社　２０２４）
『寄り添う言葉』（永田和宏ら　集英社　２０２４）
『あの胸が岬のように遠かった』（永田和宏　新潮社　２０２２）
『妻を看取る日』（垣添忠生　新潮社　２００９）
『Dr.カキゾエ歩く処方箋』（垣添忠生　朝日新聞出版　２０２４）
『患者よ、がんと闘うな』（近藤誠　文藝春秋　１９９６）
『がん「エセ医療」の罠』（岩澤倫彦　文藝春秋　２０２４）
『文藝春秋２０２４年８月号「健康診断は宝の地図だ」』（伊藤大介　文藝春秋　２０２４）
『なぜヒトだけが老いるのか』（小林武彦　講談社　２０２３）
『がんと向き合って』（上野創　晶文社　２００２）
『飛鳥へ、そしてまだ見ぬ子へ』（井村和清　祥伝社　２００２）
『石川臨内報　第51号』（石川県臨床内科医会　２０１２）
『ひとりでは死ねない　がん終末期の悲しみは愛しみへ』（細井順　風媒社　２０２４）
『人間は老いを克服できない』（池田清彦　ＫＡＤＯＫＡＷＡ　２０２３）
『老後は上機嫌』（池田清彦・南伸坊　筑摩書房　２０２４）
『老い方死に方』（養老孟司　ＰＨＰ研究所　２０２３）
『猫も老人も、役立たずけっこう』（養老孟司　河出書房新社　２０１８）

『自分は死なないと思っているヒトへ』（養老孟司　大和書房　2023）
『ただ生きる』（勢古浩爾　光文社　2022）
『バカ老人たちよ！』（瀬古浩爾　光文社　2024）
『ドクトルマンボウ　青春の山』（北杜夫　山と渓谷社　2019）
『人生のずる休み』（北杜夫　河出書房新社　2013）
『「むなしさ」の味わい方』（きたやおさむ　岩波書店　2024）
『計算する生命』（森田真生　新潮社　2021）
『出家的人生のすすめ』（佐々木閑　集英社　2015）
『空海のことば』（保坂隆　エムディエヌコーポレーション　2023）
『弘前藩弓術師範　中畑家の歴史』（福井敏隆　路上社　2022）
『道元と生きる』（角田泰隆　KADOKAWA　2023）
『逝きし世の面影』（渡辺京二　平凡社　2005）
『無名の人生』（渡辺京二　文藝春秋　2014）
『人間の運命』（執行草舟　実業之日本社　2023）
『食えなんだら食うな』（関大徹　ごま書房新社　2019）
『生きづらさについて考える』（内田樹　毎日新聞出版　2023）
『感染症の歴史学』（飯島渉　岩波書店　2024）

『ウイルス学者の絶望』（宮沢孝幸　宝島社　２０２３）
『老化と寿命の謎』（飯島裕一　講談社　２０２４）
『旅人　ある物理学者の回想』（湯川秀樹　ＫＡＤＯＫＡＷＡ　２０１１）
『わたしは「セロ弾きのゴーシュ」　中村哲が本当に伝えたかったこと』
（中村哲　ＮＨＫ出版　２０２１）
『ブッダに学ぶ老いと死』（山折哲雄　朝日新聞社　２０２３）
『「生きる」を考える』（山折哲雄・山浦玄嗣・熊坂義裕　盛岡大学比較文化研究年報　２０１３）
『自治体経営革命』（熊坂伸子・本吉達也・熊坂義裕　メタモル出版　２００３）
『財政と民主主義―人間が信頼し合える社会へ』（神野直彦　岩波書店　２０２４）
『落合陽一34歳、「老い」と向き合う』（落合陽一　中央法規出版　２０２１）
『ＮＰＭと政策評価』（熊坂伸子　ぎょうせい　２００６）
『事例で見る生活困窮者』（一般社団法人社会的包摂サポートセンター　中央法規出版　２０１５）
『生活困窮者の相談支援』（一般社団法人社会的包摂サポートセンター　中央法規出版　２０１６）
『はじめてのＳＮＳ相談』（一般社団法人社会的包摂サポートセンター　明石書店　２０２１）
『駆けて来た手紙』（熊坂義裕　幻冬舎　２０２０）
『終わりよければすべてよし』（羽田澄子編著　熊坂義裕ら　岩波書店　２００９）
『おきなわがんサポートハンドブック』（琉球大学病院がんセンター　沖縄県　２０２４）

『死生学第5巻　医と法をめぐる生死の境界』（高橋都・一ノ瀬正樹編　東京大学出版会　2008）
『がんサバイバーシップ学　がんにかかわるすべての人へ』
（高橋都・佐々木治一郎・久村和穂監訳　メディカル・サイエンス・インターナショナル2022）
『うぃケアみなと5年の歩み　がんと共に生きる人々とその支援者のための「第三の場所」に』
（港区立がん在宅ケア支援センター　2023）
『コロナ禍での岩手県の胃がん検診の現状と課題―高齢者検診を含めて―』
（村上晶彦ら　日本消化器がん検診学会雑誌　2023）
『令和6年度各種がん検診等実施要領（仕様書）』（岩手県対がん協会　2024）
『岩手県対がん協会令和4年度事業年報』
（公益財団法人岩手県対がん協会・いわて健康管理センター編集　2024）
『「よりそいホットライン」2022年度報告書』
（一般社団法人社会的包摂サポートセンター編集・監修　2024）

高橋　都　たかはし・みやこ

1959年、岩手県宮古市生まれ。岩手医科大学医学部卒業、10年間の一般内科臨床に従事したのち東京大学大学院医学研究科（国際保健学）修了。東京大学公共医学専攻講師、UCLA公衆衛生大学院客員研究員、独協医科大学医学部准教授（公衆衛生学）、国立がん研究センターがん対策情報センターがんサバイバーシップ支援部長などを歴任。現在、NPO法人日本がんサバイバーシップネットワーク代表理事、岩手医科大学客員教授、東京慈恵会医科大学客員教授（港区立がん在宅緩和支援ケアセンター「ういケアみなと」アドバイザー）など。著書に、『がんサバイバーシップ学（第2版）』（監訳、メディカル・サイエンス・インターナショナル）、『死生学（第5巻）』（東京大学出版会、共編著）、『企業のためのがん就労支援マニュアル』（労働調査会、共編著）など。日本内科学会認定内科医、日本医師会認定産業医、社会医学系専門医協会社会学医学系指導医・専門医、博士（保健学）。

熊坂義裕　くまさか・よしひろ

1952年、福島県福島市生まれ。東北大学工学部中退、弘前大学医学部卒業。弘前大学医学部付属病院内科医師、同大学文部教官、岩手県立宮古病院第一内科科長、熊坂内科医院院長、宮古市長（3期12年）、盛岡大学栄養科学部教授・学部長、日本大学医学部兼任講師、岩手医科大学医学部非常勤講師、東京大学経済学部客員研究員、内閣府社会保障国民会議分科会委員、厚生労働省社会保障審議会医療部会委員、同省厚生科学審議会健康日本21（第2次）策定専門委員会委員、同省社会保障審議会介護給付費分科会委員、福祉医療機構審査委員長などを歴任。現在、京都大学医学部非常勤講師、弘前大学医学部学部長講師、盛岡大学客員教授、大久保・熊坂内科医院顧問、日本病態栄養学会名誉会員、早稲田リーガルコモンズ法律事務所顧問、(社)社会的包摂サポートセンター代表理事など。著書に『駆けて来た手紙』（幻冬舎）、『自治体経営革命』（メタモル出版、共著）『青年市長・日本の新世紀』（河出書房新社、共著）など。日本内科学会認定内科医、日本糖尿病学会専門医、医学博士。

熊坂伸子　くまさか・のぶこ

1952年、岩手県宮古市生まれ。弘前大学理学部・慶応義塾大学文学部卒業、東北大学大学院経済学研究科博士課程後期修了、お茶の水女子大学大学院研究生。青森地方裁判所事務官、盛岡地方・家庭裁判所調停委員、岩手県滝沢村（現滝沢市）助役、岩手県普代村教育委員会教育長、宮古市議会議員（教育民生常任委員会委員長等）などを歴任。現在、医学・死生学・哲学等の書籍を多数配架するブックカフェ「ことの葉」オーナー、宮古市民生委員など。著書に『NPMと政策評価』（ぎょうせい）、『自治体経営革命』（メタモル出版、共著）、『あおのくにの子どもたちとともに－普代村教育長の8年間の軌跡－』『730日・伸子助役奮闘記』（共に岩手メディカルプランニング）、『小中一貫教育のマネジメント』（第一法規）など。博士（経営学）。

村上晶彦　むらかみ・あきひこ

1954年、岩手県一関市生まれ。岩手医科大学大学院医学研究科修了。岩手医科大学付属病院内科、岩手県立宮古病院第二内科科長、同県立中央病院消化器内科科長、同県立中央病院副院長、同県立宮古病院院長、岩手医科大学臨床教授などを経て、現在、公益財団法人岩手県対がん協会専務理事・診療部長、同協会いわて健康管理センター長。同協会「すこやか館」並びに「けん館」センター長など。学会発表・論文は200を超える。日本内科学会総合内科専門医、日本消化器病学会指導医、日本消化器内視鏡学会指導医、日本肝臓病学会指導医、日本胆道学会指導医、日本消化器がん検診学会総合認定医、東洋医学会認定医、岩手県医療局医師支援推進室医師支援調整監、医学博士。

がんと
折り合いを
つけて生きる

2024年11月14日　初版第1刷発行
2025年 2月 3日　初版第2刷発行

発行者　川村公司

発行所　株式会社岩手日報社

〒020－8622
岩手県盛岡市内丸3－7
コンテンツ事業部
（電話019・601・4646、平日9～17時）
syuppan@iwate-np.co.jp

印　刷　川嶋印刷株式会社

©Yoshihiro Kumasaka, Miyako Takahashi, Akihiko Murakami, Nobuko Kumasaka／岩手日報社 2024

無断複製および無断複製物の配信・転載・譲渡等は法令に規定された場合を除いて禁止されています。

落丁・乱丁はコンテンツ事業部にご連絡ください。

送料小社負担にてお取り替えいたします。

ISBN 978-4-87201-858-5 C0047

定価はカバーに表記しています。